环境与健康系列

居家生活环境卫生
与健康防护

中国疾病预防控制中心环境与健康相关产品安全所　组织编写

施小明　主　编

U0199508

人民卫生出版社
·北 京·

图书在版编目(CIP)数据

居家生活环境卫生与健康防护 / 中国疾病预防控制中心环境与健康相关产品安全所组织编写 . -- 北京:人民卫生出版社,2022.3

(环境与健康系列)

ISBN 978-7-117-32841-8

Ⅰ.①居… Ⅱ.①中… Ⅲ.①住宅卫生 – 环境卫生 – 基本知识 Ⅳ.① R126.8

中国版本图书馆 CIP 数据核字(2022)第 015970 号

人卫智网	www.ipmph.com	医学教育、学术、考试、健康,购书智慧智能综合服务平台
人卫官网	www.pmph.com	人卫官方资讯发布平台

环境与健康系列

居家生活环境卫生与健康防护

Huanjing yu Jiankang Xilie

Jujia Shenghuo Huanjing Weisheng yu Jiankang Fanghu

组织编写:中国疾病预防控制中心环境与健康相关产品安全所
出版发行:人民卫生出版社(中继线 010-59780011)
地　　址:北京市朝阳区潘家园南里 19 号
邮　　编:100021
E - mail:pmph @ pmph.com
购书热线:010-59787592　 010-59787584　 010-65264830
印　　刷:北京顶佳世纪印刷有限公司
经　　销:新华书店
开　　本:889×1194　 1/32　　**印张**:4.5
字　　数:83 千字
版　　次:2022 年 3 月第 1 版
印　　次:2022 年 4 月第 1 次印刷
标准书号:ISBN 978-7-117-32841-8
定　　价:30.00 元

打击盗版举报电话:010-59787491　 **E-mail**:WQ @ pmph.com
质量问题联系电话:010-59787234　 **E-mail**:zhiliang @ pmph.com

《环境与健康系列——居家生活环境卫生与健康防护》

编写委员会

主　编

施小明

副主编

潘力军　王先良

编　委（按姓氏笔画排序）

于钏钏	王姣	王秦	王强	王先良
叶丹	叶必雄	刘航	刘喆	闫旭
许宁	孙惠惠	李莉	李韵谱	杨文静
沈瑾	张北	张岚	张晓	张宇晶
郑萍	施小明	郭亚菲	常君瑞	葛覃兮
韩旭	韩嘉艺	廖岩	樊琳	潘力军

前言

　　随着健康生活理念的普及,科学的生活方式逐渐受到公众的重视。如何加强健康防护、保持身心健康成为公众关注的话题。居家生活中,家庭环境与身体健康状况息息相关。在养成良好生活习惯的同时,更要关注环境卫生,积极学习健康防护知识,增强自我保护意识和文明健康意识,这样才能最大限度保证自己和家人的健康,远离疾病与意外侵扰。当前新冠肺炎疫情进入常态化防控阶段,保持居家环境卫生,做好居家健康防护,是疫情常态化防控的最重要手段,对控制疫情传播蔓延、保障公众免受病毒侵害将发挥至关重要的作用。

　　为了更好地指导公众在日常居家生活中保持环境卫生,科学防护,中国疾病预防控制中心环境与健康相关产品安全所组织编写了《环境与健康系列——居家生活环境卫生与健康防护》。本书共五章,内容包含以下几方面:一是对家庭住宅的基本卫生要求进行梳理,包括合理的房间构成、良好的室内通风换气与采光照明、环保的装修材料等;二是围绕居家环境的安全防护,从厨房、卫生间、卧室、客厅、阳台等不同功能分区阐述如何进行安全防护,同时将危险因素分为物理性、化学性、生物性等层面逐一解释,并提出应对措施;三是针对公众日常生活最关心及经常遇到的家居用品的安全使用问题逐一解答,包括家用电器、厨卫用品用具、儿童玩具、净水产品、空气净化器等;四是儿童、老年人、孕妇、残障人士等弱势人群应关注的健康保健与卫生习惯养成,以及公众面对意外伤害、重大慢性病及自然灾害等特殊场景时的防护与救助手段;五是现代文明社会所倡导的健康文明的生活方式,包括合理膳食、适量运动、戒烟限酒、心理健康等。

本书运用物理学、化学、社会学、营养学及相关法律法规知识,从环境安全、产品使用、健康保健、急救防护、良好生活习惯等各个方面阐明了居家生活如何保持良好的环境卫生,并进行科学地健康防护。内容深入浅出、通俗易懂,融科学性、知识性、适用性于一体,是健康居家生活的必备科普读物。

在本书出版之际,我们衷心感谢众编审专家的大力支持,在此谨致谢忱。由于笔者知识有限,书中难免有疏漏之处,恳请广大读者不吝赐教。

编者

2021 年 9 月

目录

第一章 家庭住宅的基本卫生要求

住宅是人们生活居住、工作、学习和娱乐的重要场所,是人们停留时间最长的室内环境。住宅卫生状况与健康密切相关。为了保证居住者的健康,住宅应满足以下基本卫生要求:住宅组成和平面配置适当、微小气候适宜、采光照明良好、空气清洁卫生、环境安静整洁、卫生设施齐全并且隔音性能良好。

一、房间构成合理

1.居住空间设计科学

住宅空间过度拥挤不仅会影响通风,不利于烹调油烟和二手烟等污染物排出室内,增加家庭成员患呼吸系统疾病的风险,影响睡眠质量,危害精神和心理健康,还会增加家庭成员特别是老年人和儿童碰撞的概率,同时也容易发生火灾,威胁生命安全。

居住空间是否拥挤,主要取决于家庭成员的人数、年龄、性别、成员之间的关系,以及居室的使用功能。

我国现行的相关标准主要以家庭成员数量为基础,提出居住空间要求。《住宅设计规范》(GB 50096—2011)规定,住宅层高宜为 2.8m,由卧室、起居室(厅)、厨房和卫生间等组成的套型,其使用面积不应小于 30m²;由兼起居的卧室、厨房和卫生间等组成的最小套型,其使用面积不应小于 22m²。据报道,我国城镇人均住房建筑面积在 2018 年已达到 39m²,可满足卫生要求。

在满足居住空间要求的前提下,房间净高和进深也要科学设计。房间的净高和进深会对居室的通风、日照和采光等产生重要影响。

降低居室净高,有利于减少取暖或制冷的能耗,但是如果净高过低,会给人带来压抑感。在我国,起居室和卧室的净高一般要求高于 2.4m,卫生间和厨房的净高一般要求高于 2.2m。在家中装修如安装吊顶时,应注意不能为了美观而忽视居室净高的要求。

居室的进深如果过大,一方面会造成室内空气的滞留,影响通风换气;另一方面,阳光难以射进室内,导致室内的日照强度和采光不能满足正常的生活及生理健康需求。居室进深过大还会导致死角过多,其阴暗且通风不足的环境还会给细菌的滋生创造条件,危害居住者的健康。所以,推荐居室的进深和宽度之比不宜过大。

2.居室布局功能合理

家庭住宅一般由主室和辅室组成,主室包括起居室(厅)和卧室,辅室包括厨房、卫生间、阳台、书房等。住宅内不同使用功能的居室配置应合理,以保证住宅的各项卫生指标达到相应的要求,进而保证住宅内人群的身体健康。

厨房和卫生间应具备良好的通风,尽可能将厨房或卫生间安排在住宅内穿堂风的下风侧,以利于烹调时产生的空气污染物或卫生间内异味排出。

住宅内的噪声一方面来源于室外,如交通噪声、施工噪声和社会生活噪声等;另一方面来源于室内,如家用电器。根据我国《民用建筑隔声设计规范》(GB 50118—2010)要求,卧室昼间允许噪声≤45dB,夜间允许噪声≤37dB,起居室(厅)昼间和夜间允许噪声均为≤45dB。所以卧室和书房等需要保持安静的房间,尽量不要设置在交通、工业和生活噪声较大的一侧(如高架桥、工厂和餐饮街等);另外,厨房和卫生间最好不要设置在客厅和卧室的上一层,在厨房和卫生间与客厅、卧室或书房相邻的时候,厨房和卫生间内有可能产生噪声的管道、抽油烟机或洗衣机等设施,不能设置在与客厅、卧室或书房相邻的墙上,必要时应采取隔振措施。

二、加强室内通风

1.增大通风换气量的益处

居室内的空气污染物主要来源于人的活动,建筑材料、装饰装修材料以及日用化学品的释放等,勤通风换气可以有效降低室内空气污染物浓度。反之,会使室内空气污染物累积,浓度不断增加,进而危害人体健康。良好的通风换气是衡量住宅居住品质的重要指标,也是维持良好的室内空气质量、提高人体居住舒适度的重要措施,对人的身心健康具有重要作用。

2.居室通风不良的健康风险

不良的通风条件会增加呼吸道疾病、过敏性疾病的发病率。在北方地区,冬季由于保暖、节能的需要,居室的通风换气次数及换气时间均不同程度下降,导致室内空气质量降低,危害人体健康。有研究表明,室内空气污染物的浓度与关闭门窗之间有相关性,关闭门窗可以导致室内污染物浓度逐渐累积到危害人体健康的水平,尤其对儿童呼吸道疾病的发生具有显著影响。

3.影响室内换气效果的主要因素

我国现行标准对通风换气次数和换气量都有相关规定。《室内空气质量标准》(GB/T 18883—2002)规定,新风量每人每小时应不少于 30m³,这可以保证充足的新鲜空气进入室内,起到降低室内污染物浓度的效果。建议首选自然通风,每日通风 2～3 次,每次 20～30 分钟,在气温适宜的情况下,尽可能打开门窗加强空气对流。其次,也可采用机械排风,但新风量不是越大越好,新风量过大会增加能耗。同时,考虑到居室的舒适性,《室内空气质量标准》(GB/T 18883—2002)对室内的温度、相对湿度和空气流速也提出了要求,规定在夏季开启空调时,室内温度应介于 22～28℃,相对湿度应介于 40%～80%,空气流速不大于 0.3m/s;冬季采暖时,室内温度应介于 16～24℃,相对湿度应介于 30%～60%,空气流速不大于 0.2m/s。

4.特殊情况下的室内通风方式

应该注意的是,并不是任何时间、任何地点都必须进行通风换气。比如冬季寒冷地区或空气污染(雾霾)严重的时候,这些情况下频繁进行自然通风换气并不合适也不可取,此时可在新风口加装空气过滤装置或机械加压送风装置达到通风换气的目的。另外,如果新装修的居室内放置了大量的新家具,如衣柜等可以释放甲醛的板式家具,这种情况下需要把通风与相应的污染物治理措施结合才可以有效改善室内空气质量,达到保护人体健康的目的。

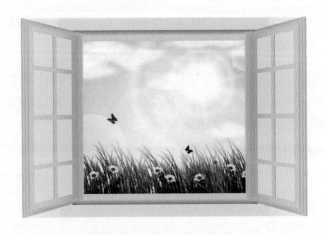

三、采光照明良好

1. 良好采光照明的益处

住宅及公共场所合理的采光和照明,对健康、生活质量、人际交往等各方面都有重要影响。良好的采光可以保护视力,获得居住空间在心理上的舒适感,为在室内安全有效地进行不同作业和活动提供良好的环境气氛。合理的居室采光和照明设计还可大量节约能源。眩光、噪光等不良的光源,可能导致人的角膜、虹膜受伤害,引发视力下降,过量的反射光可能使人产生头晕目眩、失眠心悸、神经衰弱,干扰人体的"生物钟",使人体的正常生理节奏失调,严重者可患精神疾病和心血管疾病。

不同光源对人体的影响也不同,如白光 LED 光源具有自身亮度高、发光面积小的特点,因此比普通光源更容易产生眩光,眩光可能会影响人们的视觉舒适感;白光 LED 光源的光谱中含有较高的蓝光成分,长期暴露于这种光源发出的光线有可能对人体造成某些损害,如视细胞损伤、生物节律紊乱等。电光源应尽量降低光源中的蓝光成分,并且控制使用时间和照明距离,以降低蓝光对人眼的损害。

2. 充分利用自然光源

采光包括自然光源和人工光源。利用自然采光不仅可以节约能源,而且在视觉上更为习惯和舒适,在心理上更能贴近自然。我国地域辽阔,南北跨度大,住宅要尽量利用自然采光。根据太阳光照射的方向,在设计建造楼房时,应考虑居室窗户的大小、朝向,以及窗户材料、玻璃厚度等。不同楼房的间距也要结合采光要求,随纬度、住宅朝向、建筑物高度和建筑用地的地形而有所不同,应能满足住宅有良好的通风,冬季能得到尽量多的日照,夏季能避免过多的日照。

3. 合理选择室内光源

居室和办公室等场所应合理选择光源和照明方案。一方面可保护人们的健康,另一方面也可节约大量能源。选择室内光源时,应满足显色性、启动时间等要求,并综合考虑光源、灯具及镇流器等的效率或效能、寿命,以及房间高度等。

色温在 3300K 以下的暖色光,给人以温暖、舒适、健康的感觉,适用于家庭、宿舍、医院、宾馆等场所;色温在 3300～5300K 的暖白光光线柔和,使人有愉快、舒适、安详的感觉,适用于办公室、教室、会议室、阅览室等场所;色温在 5300K 以上的冷色光接近自然光,使人精力集中,适用于白天需要补充自然光的房间、热加工车间或高照度场所等。

选择的照明灯具、镇流器等应通过国家强制性产品认证,在满足眩光限制和配光要求条件下,选用效率或效能高的灯具。此外,选用的灯具应在光色品质等质量上达到规范要求,包括安全级别、性能、可靠性和环保法规等,如桌面的平均照度值不应低于 300lx(勒克斯),黑板平均照度不小于 500lx 等,避免眩光和视疲劳。当灯具不能满足照明需求时,应按照房间面积、采光需求等及时进行更换。在照明过程中,使用者应适当调节光源的亮度,避免亮度过高或过低对人眼的伤害,尤其避免在较短距离下对光源长时间直视。

4. 避免"光污染"的影响

"光污染"是指对视觉功能和人体有害的光,包括"白色污染",如商店、建筑物等用大块镜面或铝合金装饰的外墙、玻璃幕墙等形成的光污染,以及"人工白昼"现象,如酒店、商场和娱乐场所的广告牌、霓虹灯等强光射向天空所形成的光污染等。此外,居住区室外道路、广场、绿地、标志等的照明,如果其光线射入住宅室内,或者在住宅窗户上产生的垂直照度过高也可造成室内光污染。室内照明设计或灯具选择和安装不合理也可能造成室内光污染。人们应尽量避免在光污染区域长时间停留，如果房间光线太强，可以安装百叶窗、窗帘等。

四、室内装修环保

随着社会的不断进步与发展，室内环境的美观与舒适得到了越来越多的关注和重视。根据世界卫生组织（World Health Organization，WHO）统计，现代人平均有 70% 的时间在室内，65% 的时间在家里，而城市居民每天有 70%～90% 的时间在室内，儿童更是有 80% 以上的时间是在室内度过的。室内装修污染也成为大众关心的社会热点问题。其实，室内并非装修越豪华，居住越舒适。很多装修材料会释放有毒有害物质，散发刺激性气味，而且短时间内无法消除，轻者使人头晕脑涨，重者造成慢性中毒。为消除装修隐患，应提倡绿色简单装修，首先要确定合理的设计方案，选择带有环保标志的绿色装饰材料，多使用实木制品；其次要科学计算室内空间的承载量和装修材料的使用量，最好不要大面积使用同一种材料。

1. 室内装修污染的来源及其危害

（1）甲醛：室内装修材料和家具，如各类板材、木地板、木质家具、黏合剂、泡沫填料等都可能释放一定量的甲醛。《民用建筑工程室内环境污染控制规范》（GB 50325—2020）规定，Ⅰ类民用建筑工程室内空气中甲醛含量不能超过 0.07mg/m³；Ⅱ类民用建筑工程室内空气中甲醛含量不能超过 0.08mg/m³。甲醛是无色有强烈刺激性气味的气体，是 WHO 确认的致癌和致畸物，对黏膜、上呼吸道、眼睛和皮肤有强烈的刺激性，可能引起结膜炎、鼻炎、支气管炎、肺炎、皮炎和哮喘等疾病。

（2）挥发性有机物（VOCs）：室内装修材料包括油漆、涂料、胶黏剂、防水材料等，含有苯、甲苯、二甲苯等苯系物；室内装修材料和装饰材料，包括人造板、涂料、塑料板材、胶黏剂、油漆、地毯等，是室内 VOCs 的主要来源。《民用建筑工程室内环境污染控制规范》（GB 50325—2020）规定，Ⅰ类民用建筑工程室内空气中苯、甲苯、二甲苯含量分别不能超过 0.06mg/m³、0.15mg/m³ 和 0.20mg/m³，总挥发性有机物（TVOC）含量不超过 0.45mg/m³；Ⅱ类民用建筑工程室内空气中苯、甲苯、二甲苯含量分别不能超过 0.09mg/m³、0.20mg/m³ 和 0.20mg/m³，TVOC 含量不超过 0.50mg/m³。苯是无色有强烈芳香气味的气体，是 WHO 确认的致癌物。吸入高浓度的甲苯或二甲苯，人体会出现中枢神经麻醉的症状，轻者会出现头晕、恶心、胸闷、乏力，严重者会出现昏迷甚至呼吸循环衰竭；长期吸入低浓度的苯可能导致神经衰弱综合征和白细胞减少，苯还可能引起白血病和再生障碍性贫血。

（3）氨：氨主要来源于室内建筑材料和装饰材料，包括混凝土防冻液、家具增白剂、尿素等。《民用建筑工程室内环境污染控制规范》（GB 50325—2020）规定，Ⅰ类民用建筑工程室内空气中氨含量不能超过 $0.15mg/m^3$；Ⅱ类民用建筑工程室内空气中氨含量不能超过 $0.20mg/m^3$。氨是无色、有刺激性恶臭的气体，低浓度氨对黏膜有刺激作用，可引起流泪、咽痛和支气管炎等。

（4）氡（^{222}Rn）：氡无色无味，是一种由镭衰变产生的自然界唯一天然放射性的惰性气体，主要来源于建筑材料，包括水泥、石材和砖材等。《民用建筑工程室内环境污染控制规范》（GB 50325—2020）规定，民用建筑室内空气中氡含量不超过 $150Bq/m^3$。氡对人体呼吸系统造成辐射损害，是 WHO 发布的肺癌第二大危险因素，高浓度暴露也可导致血管扩张、血凝增加和高血糖。

（5）粉尘：粉尘在装修过程中无处不在，在板材切割、扬沙、基础材料混合、家具组装等环节都可能产生。这些粉尘不仅直接影响人体呼吸道，而且可吸附微生物和有机物，严重危害人体健康。

2. 室内装修污染的应对措施

（1）加强通风：室内装修设计的时候，应将通风问题放在首要位置，避免人为因素引起室内空气流通受阻，导致室内空气污染物含量过高。

（2）选择有资质的装修公司和符合要求的产品：选择装修公司时，一是询问其是否有应对装修污染的措施，二是查看其施工工艺和监管程序是否合理。购买室内装修材料等相关产品时，要到正规的建材商店或直营店，购买符合国家现行标准要求的产品。

（3）装修过程中注意个人健康防护：住户到装修施工现场进行查看和验收的过程中，注意佩戴个人防护用品，尽量不带老年人、儿童或孕妇到装修现场。装修、装饰等竣工后，委托有资质的检测机构对室内空气质量进行检测。入住前后，注意开窗通风，保持室内空气清新。

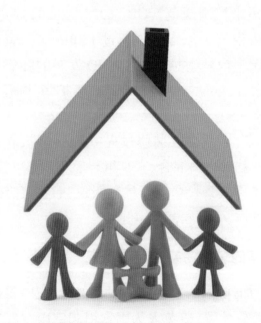

五、使用清洁燃料

1. 固体燃料的健康危害

传统的固体燃料（如木柴、动物粪便、木炭、农作物废料和煤）通常在没有通风设备的低效率传统设备中燃烧，从而导致严重的室内污染。燃料燃烧造成的室内空气污染是贫困农村地区及低收入国家城市地区最大的问题，这些地区的妇女和儿童大部分时间在室内度过，因此增加了其室内空气污染物的暴露水平。对儿童健康的影响主要包括急性下呼吸道感染的风险增加，可能损害儿童的认知能力等；对成年人的健康影响主要包括慢性阻塞性肺疾病（COPD）、肺癌和白内障的风险增加，可能增加心血管疾病、呼吸道感染、肺结核和上消化道肿瘤等疾病的患病风险。

（1）煤：未加工的煤在燃烧时可释放一氧化碳、汞、砷或氟等有毒物质。国际癌症研究机构（International Agency for Research on Cancer，IARC）已将家庭煤燃烧的室内排放物认定为Ⅰ类致癌物。某些特殊产地的煤有可能包含有毒物质（氟、砷、铅、硒和汞），这些物质不会被燃烧破坏，可造成多种健康风险，因此 WHO 强烈建议不要将未经加工的煤炭（即未经化学、物理或热处理以减少污染物的煤炭）用作家庭燃料。

（2）煤油：煤油燃烧时会产生颗粒物、一氧化碳、二氧化氮、多环芳烃和二氧化硫等多种室内污染物，对人体健康产生不利影响。另外,煤油在使用过程中还存在烫伤和中毒的风险,因此煤油也属于需要尽快替代的不清洁能源。

2. 清洁燃料的选择

确保人人获得负担得起的、可行的和可持续的能源是联合国可持续发展目标之一。根据国际标准化组织(International Organization for Standardization, ISO)清洁燃料的判定标准,太阳能(炉灶、灯、热水器)和电能(电磁炉)是最清洁的家用能源,沼气、乙醇、液化气也属于家庭可用的清洁燃料。

(1)气体燃料:天然气、液化石油气和沼气等气体燃料属于清洁燃料。与传统使用的生物质燃料(如木材、稻草)相比,使用液化石油气烹饪会降低室内空气污染物浓度,女性等暴露于清洁燃料相关污染物的人群罹患慢性或急性疾病的可能性更小,尤其是50岁以上的女性,更有可能受益于液化石油气等清洁燃料的使用。但使用气体燃料也存在健康风险。气体燃料本身无毒,但燃烧产物中仍含颗粒物、一氧化碳和二氧化氮等污染物质,若设备安装或维护不当则可能对人体产生不良健康影响,如二氧化氮可诱发哮喘。因此,在使用上述燃料时应考虑通风问题,还需注意防止泄漏和爆炸等安全事件的发生。

(2)电能:从健康的角度考虑,电能是所有家庭照明和供能设备的首选能源。虽然电炉(电磁炉)火力相对较小,但是通过预热和火力调节基本可以满足我国家庭做饭对火力的需求,还可减少爆炒产生的油烟。

(3)太阳能:在光照条件好但缺乏可靠电网接入的地区,可考虑使用太阳能作为家庭能源,如为电灯供电、为家庭洗浴和自采暖提供能源等。

六、做好居家环境卫生

1.及时处理脏衣物和厨余垃圾

脏衣服换下来后,要及时清洗,长时间堆积不洗会滋生细菌,其会分解衣服上沾染的皮屑、汗渍等污染物,散发出臭味。衣服洗完之后要及时晾晒,避免在洗衣机内长时间放置。衣物晾晒时要选择光照充足、通风良好的环境,梅雨季节可以在洗涤时加入适当的衣物消毒液,避免阴干的衣服散发霉臭味。

厨余垃圾含有大量水分和有机物,极易发酵,久放会产生恶臭,污染室内空气,甚至滋生沙门氏菌、金黄色葡萄球菌等多种致病菌,危害人体健康。不要图方便,把厨余垃圾直接倒入下水道,食物残渣、油污等附着在管壁上,除了造成排水不畅和管道堵塞外,还会产生恶臭,清理起来费时费力。市场上销售的厨余垃圾处理机,并不一定适用于我国的烹饪方式,应慎重选择。

2.定期清洁居室

养成每天小扫除,每周大扫除的习惯。打扫卫生时,要照顾到家里的各个角落,如用吸尘器,应选择出风口带过滤装置的,这样可以有效避免二次污染。如用扫帚,要轻推轻扫,不要使用尘掸之类的工具,不仅起不到清洁作用,反而会使灰尘悬浮到空气中,所谓的清扫实际上是灰尘"大搬家"。

定期清洁马桶,可以在水箱中放入固体缓释消毒剂。使用马桶冲水时放下盖子,避免飞沫溅出,平时不用时尽量不要打开。注意检查下水管道、卫生间地漏等的 U 形管水封,缺水时及时补水,减少管道臭气逸出。

定期清理冰箱,过期腐败变质的食品和剩饭剩菜应及时扔掉;冰箱有异味时,可以放置柠檬、柚子皮或除味剂进行除味。

3.适当养殖花卉绿植

居室内养殖多种绿色植物可以净化空气并美化环境。常春藤、芦荟、茉莉、金银花等花卉不仅能降低空气中微生物浓度,还能吸附灰尘颗粒,如烟草烟雾等,可以摆放在客厅;仙人掌肉茎上的气孔白天关闭,夜间打开,可吸附二氧化碳,释放氧气,增加空气中的负离子浓度,宜养摆放在卧室;吊兰和绿萝有一定的净化空气作用,可摆放在最容易产生污染的厨房;薄荷和茉莉花有提神醒脑的功效,可以养在书房,帮助提高工作和学习效率;马桶和洗手池旁可摆放体积小巧、能杀菌抑菌的植物,如虎尾兰和驱虫草等。

七、居室布置整洁

1.居室布置整洁的好处

"麻雀虽小,五脏俱全",为了减少相互干扰、交叉污染,实现动静分隔,现代居室应根据居室功能明确分区,不但要有独立的卧室,而且要有书房供儿童学习和写作,厨房和洗手间应有独立的分区。洗手间是影响居室整洁的重要环境,不但应独立分隔,还应配备必要的卫生设施和清洁用品,防止异味和霉菌污染卧室和起居室。

2.居室布置的建议

家具摆放首先不能影响室内通风,其次要注意摆放安全问题。低矮的家具尽量不要摆放在窗户旁,防止儿童攀爬坠落。摆放不稳定的家具对婴幼儿也是极大的安全隐患。因此,任何不稳固的家具都应及时固定到相应的墙面上。

电器的摆放除了考虑使用习惯和符合人类工效学原理等因素,还要考虑安全性,应尽可能地放在婴幼儿够不到的地方,并尽量固定。根据美国消费品安全委员会的报告,2000—2010 年平均每三周就有一名儿童死于电视机翻落。5 岁以下儿童受伤的风险最大,占儿童受伤人数的 72% 和住院人数的 88%。一台 37 寸阴极射线显像管(CRT)电视机落到 1 岁儿童身上的冲击力,等同于 1 岁儿童从十楼坠落的冲击力。所以,应尽可能地将电视机挂在墙上,或尽量固定。如果您家里有很多电器,请花些时间将电线捆扎在一起,放进收纳盒隐藏起来。这样既美观又可以防止灰尘,同时还可以避免绊倒。

室内避免杂物乱放,及时、合理收纳杂物和固定地毯边缘都可以有效防止老年人和儿童跌倒。经常放置在厨房水槽下的普通家用清洁剂在使用和储存时会释放挥发性有机化合物,应按照说明书存储含有化学物质的家用产品,并确保所有产品远离儿童。

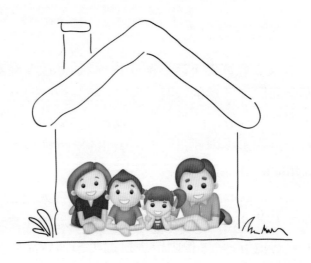

八、用水安全便利

1.用水设计的注意事项

　　家庭住宅中良好的用水设计会给居民用水提供便利,大幅度提升生活品质。如果装修时需要对用水设施进行改造,首先应遵循"安全第一"的原则。大部分老房子的供水管均为铸铁管,容易生锈,进而给饮用水带来二次污染。在条件允许的情况下,改造时可换用PPR、PVC 等材质的管道,既减少二次污染,又能延长使用寿命。但一定要注意与原铸铁管之间的连接,改造后须进行打压试验,避免出现渗漏。

　　此外,在水路改造中切忌私自挪动供水设备和设施,尤其是水表。擅自挪动水表会带来居家用水安全隐患。如有需求,应由专业人员上门改装。

　　在保证安全的前提下,还应遵循"科学设计、以人为本"的原则。充分考虑住户的使用感受,优化用水管线设计,合理分配冷热水管,必要时预留中水管线,为居家安全用水、便利用水提供切实的保障。

2.用水设施的安全防护

　　为了保障家庭用水设施的正常运行,应定期开展自检。当关闭用水阀门时,如果水表指针仍在转动,说明屋内存在漏水现象,须开展全屋排查,避免大范围漏水造成地板、家具等被淹。

在寒冷的冬季,需要对家庭用水设施采取必要的保护措施,防止出现冻裂等现象。如果室内没有取暖设施,温度较低时应及时关闭门窗以保持室温;室外的阀门和水管可用保暖材料包裹,防止冻裂损坏。家中长期不用水时,为防止水管中积水被冻及其他异常情况的发生,应关闭水表总阀门,并打开水龙头,放净水管中的积水后再将水龙头关闭。

3.用水卫生的安全保障

居家用水时,应注意保持饮用水的清洁卫生,避免对人体健康产生不良影响。清洁卫生的水应该是无色无味、干净透明的。判断水质好坏最简单的方法就是用肉眼直接观察出水是否含有悬浮物和沉淀物质,是否有颜色;再用鼻子闻一下,是否有异味。当然,感官性状良好的水也不一定是安全的。无色无异味仅仅是对水质的初步判断,准确的结论还需要依据专业机构的水质检测结果。但当饮用水的感官性状突然发生重大改变时,如饮用水变色、变浑浊或出现异臭异味,则往往预示着饮用水受到了污染,应立即停止饮用,并拨打 12320 卫生热线电话报告水质问题。

4.改变不良的用水习惯

水和人们的生活息息相关,日常生活中应养成良好的饮水和用水习惯。

一是尽量不喝长期存放的水。烧开的自来水在空气中长时间暴露,容易被细菌污染,带来安全隐患。

二是不要等口渴了才想到喝水,每天尽量保证2500mL 左右的摄水量。其中 1500～2000mL 来源于直接饮水,剩下的则从食物等其他途径摄取。

三是要经常清洗饮水设备,保持干净卫生。避免细菌滋生,引起胃肠道等消化系统疾病。

我国是一个淡水资源严重匮乏的国家,日常保证科学饮水、安全用水的同时,更应节水惜水,培养良好的个人节水习惯。

第二章　居家环境的安全防护

一、厨房的安全防护

1.日常使用时安全防护

（1）防失火：厨房火灾是最大的安全隐患。厨房沾有油污的抹布、纸屑等杂物应随时清理，炉灶、烟罩油垢需定期清理，避免引起火灾；易燃易爆危险品（如酒精、火柴等）不要放置在炉灶或电源附近，更不可靠近火源；不可在洗涤盆、电炉或其他炉具旁铺设电线，同时均需安装漏电保护装置。烹饪过程中，人员离开厨房要及时关灭炉灶上的火源，避免干烧，建议购买带有熄火保护或防干烧功能的灶具，以减少火灾事故发生。

另外，住宅安装的燃气管道都是经过严格施工和检测的，个人不可随意改变管路；购买使用安全燃气用具，安装漏气报警装置；厨房窗户要留有缝隙，防止意外泄漏达到气体爆炸浓度，使用煤气或天然气时注意安全用气,防止中毒。

(2)防油烟:日常烹饪过程中吸入高浓度油烟会危害人体健康。中餐类的烹饪方式以炸、炒、煎和烤为主,烹饪过程中产生的大量油烟颗粒物是居室室内环境可吸入颗粒物的主要来源。我国农村很多地区,厨房做饭及居室取暖等仍使用煤或生物质燃料,在室内明火或功能简单的炉灶中燃烧,导致室内空气污染程度较高。农村很多地区厨房通风系统不完善,限制了空气污染物的稀释和排出,而且一般情况下厨房与居室距离较近,不可避免有一部分厨房烟气扩散进入居住环境,对人体健康产生不利影响。

(3)防触电:厨房内水管较多,不要用湿手接触开关、插座、插头和各种电器接口,发现燃气泄漏时切记不要开关电器,谨防引起火灾和爆炸;厨房内的灯具、插座、电饭锅、电磁炉等电器,建议选择安全、防潮并带有漏电保护的合格产品,不要使用劣质的三无产品;电器用完及时关闭电源或拔掉插头,避免电器长期"待机";厨房的老旧电器要及时更换,避免使用时间超过正常使用寿命,元器件、线路老化引起短路而引发火灾。

(4)防烫伤:厨房操作注意防护,谨防烫伤。厨房中主要在接触高温食物或者设备,如使用烤箱、热锅等灶具设备时易发生烫伤。日常操作时,应使用专业隔热手套或器具,避免皮肤直接接触。

(5)防割伤:厨房日常操作中,由于厨具刀具使用不当或不正确操作而造成的割伤也需要注意。使用各种刀具操作时应集中注意力,使用方法要正确。不应将刀具随意乱放,清洗刀具时要一件一件洗,切不可将刀具浸没在放满水的洗涤池中,避免划伤、割伤。

(6)防滑倒:厨房地面相对较湿滑、油腻,一般情况下进出通道较窄,容易发生滑倒跌伤。因此,厨房地面要保持清洁、干燥,油、汤、水洒落后要立即擦干,尤其是炉灶操作区,避免滑倒跌伤。

2.意外伤害的安全防护

(1)燃气泄漏:燃气是气体燃料的总称,燃气的种类很多,主要有天然气、液化石油气、沼气和煤气等。天然气是一种无形无色的气体,肉眼看不见。但用户使用的天然气必须注入加臭剂进行加臭。如果闻到这类臭味,应立即警惕燃气是否泄漏。怀疑燃气泄漏时,切勿开灯、拨打电话、按门铃、穿脱毛衣等,产生静电和火花的行为都要禁止,以免发生爆炸事故,应迅速打开门窗,发现漏气要及时关闭燃气总阀门,在室外拨打求助电话。

因燃气泄漏发生火灾时,应迅速疏散家人、邻居,阻止无关人员靠近。在没有燃气泄漏的地方拨打火警电话"119",并立即向燃气公司客服中心报险。

(2)一氧化碳中毒:一氧化碳中毒后,轻者感到头晕、头痛、四肢无力、恶心、呕吐;重者可出现昏迷、体温降低、呼吸短促、皮肤青紫、唇色樱红、大小便失禁等,若抢救不及时会危及生命。当发现有人一氧化碳中毒时，应立即把中毒者移到室外通风处，解开衣领，保持呼吸顺畅；中毒症状严重者，应立即呼叫救护车，送医院抢救。

（3）误食（误触）化学品：化学品中毒可通过气道吸入、皮肤接触、眼睛接触和消化道误食等途径发生。一旦发生上述情况，眼部污染应及时予以清水冲洗（至少 15 分钟）；皮肤接触有毒化学品应及时脱去或剪掉污染衣物，用大量清水彻底冲洗污染皮肤、头发（必要时须剃光）；误食化学品应饮足量温水，如果是腐蚀性化学品切记不要立刻催吐。经过上述紧急处理后，应将中毒人员及时送往专科医院进行救治。

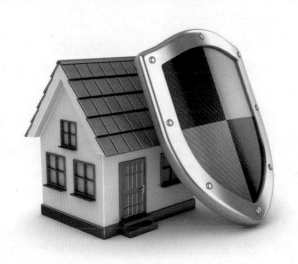

3.儿童的安全防护

家庭是儿童生活成长的主要场所,但居家环境中也有很多危险因素是儿童伤害发生的主要原因,其中厨房就是儿童居家伤害高发场所之一,原因主要是厨房内的设施相对复杂,对儿童有吸引力,父母随意摆放厨具,电器使用后未及时断开电源等。

家长可在厨房橱柜上设置必要的防护栏,以防锅碗滑落;应将洗涤剂、杀虫剂、消毒液等用品及其他危险物品(刀、叉、剪刀等尖锐器具)放置在儿童视线盲区或锁于柜内。不要在厨房放置椅凳,防止儿童登踏取拿高处危险物品。电器用完应拔掉电源,避免儿童误触开启,电器的电线应及时收起,避免儿童通过拉拽电线将重电器砸到身上,造成伤害。热水瓶、茶壶、水杯等装有热水的器皿或重物均不能为图便利而放置在桌边,应放置在儿童无法触碰的地方,避免打翻烫伤。

另外,建议购买带有盖子的垃圾桶,可以有效避免儿童从垃圾桶中捡出危险垃圾,如铁皮罐头、变质食物等。垃圾袋和塑料袋应放在储物盒或抽屉内,不要放在明处,避免儿童因好奇发生意外窒息。

4.老年人的安全防护

老年人由于记忆力减退,做饭后忘记关火的情况时有发生,炉灶溢锅意外熄火或火被风吹灭,都会造成燃气泄漏,建议使用带有过流防护、干烧报警灯装置的燃气灶具,减少火灾隐患。

另外,老年人跌倒发生率较高,所以应当保持居家环境安全,降低老年人跌倒的可能性,厨房内尤其是厨房地面,不要放置过多杂物,预留出足够的操作和行动空间,以免磕碰绊倒;地面上洒落的杂物和油污应及时处理干净,以免滑倒跌伤。

二、卫生间的安全防护

卫生间可能是居家日常生活中使用频率最高的地方。虽然卫生间的面积不是居室中最大的,但它却承载着一家人从早到晚的多项生理活动,如刷牙、洗脸、洗澡等。然而,卫生间可能是家里最能藏污纳垢的地方。

1. 日常使用时的安全防护

湿度过高是卫生间产生霉菌的主要原因。由于长时间沐浴、洗漱等活动,卫生间内的湿度往往较大,这就给霉菌的生存创造了有利条件,霉菌可滋生于卫生间的墙壁、地面、淋浴头和管道等地方。对卫生间及时进行通风换气,经常进行清洁消毒,可以有效降低卫生间内的霉菌浓度。

卫生间地面湿滑,极易造成跌倒、滑倒。地面未使用防滑地砖、未使用防滑垫、照明亮度不够等都是造成滑倒的危险因素。因此,建议卫生间选用带凹凸花纹、防滑性能好的地砖和防滑垫;定期使用防滑剂清除地面污垢、残余洗护液等,保持地漏通畅,发现水渍及时用干拖把和抹布擦干,待地面晾干后再使用卫生间,避免摔伤滑倒。

2.电器使用的安全防护

卫生间一般会安装沐浴设备及若干电器插座,室内环境比较潮湿,容易发生触电事故。为了防止触电事故发生,不应用湿手触碰电器。另外,卫生间空气潮湿,建议购置带有防潮罩的灯具,防止生锈损坏发生漏电短路事故;电吹风、电动剃须刀等小家电建议不要长期存放在卫生间内,使用时应远离蓄水的水池或浴缸,以防不慎掉入;卫生间内插座建议配置防水外壳,且不要随意拉线安装接线板,若必须使用,不要放在地板或潮湿环境;安装电热水器时一定要请专业人员,不可自行安装或更换插头电线,应购买配备漏电保护的合格产品,严格遵守产品使用年限,超期使用会带来安全隐患。

3.家用化学品使用的安全防护

家用化学品一般分为化妆品、洗涤用品、皮革化学品、橡塑制品和除味剂等。由于卫生间空间相对狭小,空气流通情况较差,一些家用化学品很容易挥发形成气溶胶。

很多人会在卫生间存放 84 消毒液、除味剂、管道疏通剂等化学品。长期吸入这些气溶胶,轻则损伤呼吸道,重则诱发疾病,还有可能被儿童拿到发生误食、误触,造成意外伤害。因此,不建议在卫生间放置过多家用化学品。长期不用的家用化学品最好放置在储物间或储物柜内妥善保存。

4.马桶使用的安全防护

使用冲水马桶,也会给我们的健康带来隐患,特别是家中有肠道传染病患者时。一是患者排出的粪便或呕吐物中含有大量致病微生物,马桶在冲水过程中会形成生物气溶胶污染卫生间空气或墙壁表面。二是便器表面会有粪便等污物残留,即便多次冲水,仍然会有致病微生物附着于马桶内表面和侧壁,不仅产生异味,冲水时还会产生生物气溶胶。

因此,若家中有肠道传染病患者,一是尽快去医院就医,二是就医后尽量在家中进行隔离,并对患者使用的马桶及卫生间进行适时适度消毒。另外,定期对卫生间内部和马桶进行清洁是有效的防护措施,尤其应注意与人体接触的表面,如马桶坐圈、马桶盖等。马桶盖是容易被忽略的地方,其是马桶的重要组成部分,具有屏蔽细菌的作用。如果冲水时马桶盖打开,马桶内的瞬间气旋可以将病菌或微生物带到最高6m的空中,并悬浮在空气中长达几小时,进而落在墙壁和牙刷、漱口杯、毛巾等处。所以,为了您和家人的健康,一定要养成冲水时盖马桶盖的好习惯,同时要定期清洁马桶盖内外侧。

注意控制卫生间的温度和湿度。大部分微生物对温湿度都非常敏感,但卫生间的温度和湿度较难控制,对卫生间定期通风能够有效调节温度和湿度,降低卫生间微生物的浓度。

5.下水管道的安全防护

下水管道内壁残留粪便分解时会产生硫化氢,卫生间(浴室)下水管道堵塞或者排水管没有水封时,硫化氢会顺着下水管道进入室内。硫化氢是无色有毒气体,当空气中达到一定浓度时,可导致人呼吸麻痹而死亡。

为了预防硫化氢污染,日常生活中不要向下水管道内倾倒食物残渣等易堵塞下水道的物质,家中产生的生活垃圾和厨余垃圾也要及时清理,做到日产日清;装修时,下水管道应设有U形管,存水液封后可以防止反味,还可防止爬虫顺管道爬进室内。地漏损坏时应及时修理或更换,如果从地漏反味,说明U形管水封不彻底,或者管路设计可能有问题。

6.儿童的安全防护

现代家庭多以坐便式马桶居多,但也有部分家庭仍是蹲便池,家长要养成将便池盖子盖好的习惯,以免儿童玩耍时进入卫生间将手伸入便池而引起安全事故。盖好便池盖子,也可以减少细菌的扩散传播。

卫生间的窗户,建议安装防护栏或保持关闭状态,浴缸或淋浴器周围建议安装安全扶手等,减少儿童活泼好动引发的安全隐患;另外,家长不应让儿童单独待在卫生间内,避免发生不必要的危险。

卫生间内不应放置危险物品,如药物、剪刀等,另外清洁剂、消毒剂等也应放置在儿童视线盲区或锁在柜中,避免儿童在玩耍时误食误触。

卫生间电源应做好安全防护,洗漱相关的电源,如电热水器的插头、吹风机放置的地方,都存在用电隐患。最好安置在儿童够不着的墙面,建议插座配备防水盖,减少漏电带来的危险。

7.老年人的安全防护

卫生间作为上厕所、洗澡、洗漱的场所,是老年人活动较多且相对不安全的地方。浴缸、马桶旁或淋浴间没有扶手、未使用防滑垫、插座没有防护装置以及卫生间入口处的高低落差等问题都会对老年人造成意外伤害。为了避免意外伤害的发生,有老年人居住的住宅应当在卫生间装修时尽量减小或消除卫生间入口处的高低落差;地面建议使用防滑材料,或铺设防滑垫,防滑垫可放置在浴室门口或浴缸外侧,避免地面打滑造成老年人跌倒。另外,老年人行动不便,应在淋浴间、浴缸旁、马桶旁和洗面盆旁设置安全扶手,辅助老年人蹲下、起身、站立,节省体力。老年人进出卫生间时应穿防滑性能较好的防水拖鞋,保持身体稳定,避免发生意外。

卫生间家具建议选择可固定式家具,小件物品不要随意摆放,散乱电线可加以固定,避免老年人绊倒碰伤;卫生间电源插座建议配备防水盖,减少漏电带来的危险。

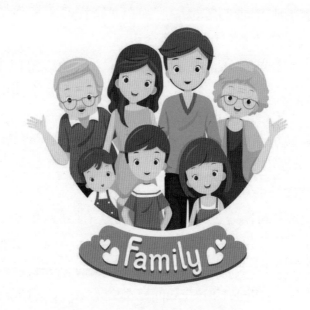

三、卧室的安全防护

卧室是人们居家休息的主要处所,卧室环境会直接影响人们的生活、工作和学习。为了生活得更舒适,卧室中一般会安装空调、铺设地毯、使用家用化学品等,殊不知这些物件在带给人们生活便利和美观的同时,也隐藏着健康风险。

1. 空调使用的健康防护

长期在空调环境下工作学习的人,可能会出现鼻塞、头昏、打喷嚏、耳鸣、乏力或皮肤过敏等症状,这类现象在现代医学上称为"空调综合征"或"空调病"。主要是房间门窗密闭,缺少新鲜空气,同时空调房内外温差过大,导致人体出现上述症状。

空调设备需要定期清洁。空调设备的空气过滤器、制冷盘管、通风管道和冷凝水容易滋生微生物。随着空调系统的运行,这些设备表面的微生物会进入室内,严重影响人体健康,所以空调每年至少清洗一次。最简单的办法是在长时间不用空调后,再次使用前将空调过滤网拆卸下来用清水反复冲洗,直到将附着的灰尘全部去除,充分晾干后再安装使用。

2. 装饰材料的健康防护

地毯和部分床上用品上会附着人们肉眼看不见的多种微生物,可能会导致多种疾病。经常晾晒很有必要,太阳的紫外线可阻止微生物的蛋白质合成,从而抑制微生物的生长和繁殖,对微生物具有一定的杀灭作用。但需要注意的是,紫外线的杀菌效果与照射时间直接相关。因此,要有足够的日照时间,才能达到理想的效果。

室内装饰材料如地毯、沙发、窗帘等都是螨虫容易滋生的场所。螨虫对人体健康的影响主要有以下三方面：

（1）引起过敏：螨虫的各部分及其分泌物、排泄物和已蜕下的皮都是过敏原。螨类几乎可寄生或叮咬人体的所有部位，尤其是小孩。人们接触了被螨虫污染的物品后，即能引发皮炎。过敏体质的人接触到尘螨时，会发生过敏性哮喘、过敏性鼻炎或过敏性皮炎。

（2）引起螨虫病：螨虫还可通过日常饮食或呼吸而进入人体消化道或呼吸系统，引起肠螨病和肺螨病。此外，螨虫进入尿道后还会引起泌尿螨病，进入脊髓后会引起脊髓病。

（3）充当传播媒介：螨虫还能传播恙虫病、流行性出血热等疾病。因此，螨虫对人的危害必须引起重视。

尘螨易在温暖、潮湿、无风、阴暗的环境中滋生和生存。日常生活中，应加强室内通风换气，保持室内干爽并有良好的采光。经常打扫室内环境，勤换洗被褥、沙发套、窗帘等，定期将被褥、衣服等拿到室外晾晒拍打。有儿童的家庭注意将儿童玩耍的毛绒玩具定期清洗晾晒。此外，必要情况下也可以使用杀虫剂，如虫螨磷杀灭尘螨，但一定要认真阅读说明书，掌握好浓度、用量和使用方法，以防对人体健康带来不利影响。

地毯、床下、沙发下等都是积累灰尘的地方。积尘的来源复杂多样，主要由无机和有机的混合颗粒成分组成，如脱落的皮质、微生物、人与动物的毛发、衣服和地毯中的纤维物质、脱落的油漆碎片、纸张碎屑、食物、橡胶、化妆品、道路灰尘、燃烧残留物质等。儿童在卧室内活动时间较长,会频繁在地上活动和手口接触,所以要经常打扫房间,清理积尘。

3. 家用化学品的健康防护

空气清新剂不宜过量使用。空气清新剂大多由乙醚和芳香类香精等成分组成,这些成分释放到空气中,本身就成为一种污染物质。空气清新剂含有的芳香类物质,过量吸入会刺激人体神经系统、影响儿童生长发育等。而且这些污染物质自身分解后,又可以产生新的危害物质。不同的空气清新剂,只是加入的香精不同,气味不一样而已。空气清新剂实际上是掩盖了异味,并不能从根本上消除异味。有些空气清新剂含有一些有毒有害物质,不仅污染环境也对人体有危害。

尽量少吸入居家使用蚊香产生的烟雾。蚊香除了含有香料成分,主要原料是除虫菊酯类,即天然的除虫菊或人工合成的类似物丙烯除虫菊素等,这类杀虫剂对人的毒性较小。制作蚊香的原料还有黏合剂、防腐剂、助燃剂等,它们在燃烧时全部可经人体呼吸道吸入气管至肺部,部分可在呼吸系统沉积造成伤害。室内尽量不用蚊香驱蚊,应以安装纱门、纱窗、蚊帐等手段防蚊。即使需要点蚊香,也要尽量使蚊香烟在人们呼吸范围以外,如头朝上风而卧,蚊香放在胸部以下处,使烟雾飘向胸部以下。家中有婴幼儿,室内尽量避免使用蚊香,建议用蚊帐防蚊。

四、客厅的安全防护

1. 客厅装修的安全防护

装修前很重要的一步就是选择合理的装修设计方案。装修设计方案是实施装修工程的依据,在选取装修设计方案时除考虑房间的舒适性以及美观、体现个人生活理念等因素外,还要考虑装修的材质,尽量不使用单一种类的建材。因为不同种类的建材释放的污染物种类是不同的,如果过多使用同一种建材,即使所选用建材有害物质的含量很低,也极易造成室内环境中某项污染物浓度过高。例如有的家庭在装修过程中,为了凸显崇尚自然的风格而过多使用木质材料,装修完成后就极易造成室内空气甲醛浓度超标。

装修选材方面,应严格按照国家标准进行选择。注意家具的内在质量,合理选择和使用。新买的家具一定要注意甲醛和苯的释放量,建议装修完成后彻底通风一段时间再进行使用。因此,在装修设计时要注意室内环境因素,合理搭配装饰材料,充分考虑室内空间的承载量和通风量,按照简洁、实用、安全的原则进行设计,提高室内环境质量。

装修后可以请专业的、具有检测资质的机构对室内空气质量进行检测。如果是请专业装修公司完成的装修工程,在工程完工后应要求装修公司提供一份室内空气质量检测报告。装修工程完成后,如果通过检测发现室内空气污染物浓度超过相关标准,应采取必要的降低污染物浓度的措施。

去除室内装修装饰后产生的异味,最好的办法就是通风,也可在室内种植大叶面和香草类具有较强吸收能力的植物,如吊兰、虎尾兰等;或将茶叶渣、柚子皮或切开的菠萝放在房间内除味;或用白醋熏蒸整个房间;或将活性炭包放置在房间内,吸附去味。

2.家电辐射的安全防护

室内电磁辐射来源非常广泛。只要有电流通过的地方就有电磁场存在,如电力线和电力电缆、住宅供电线路以及电器。所有家电,包括电磁炉、微波炉、电饭锅、电视机、冰箱、手机、电脑、无线网络、路由器、节能灯、电吹风、电热垫等,在工作或待机过程中都会有电流通过产生电磁场,或多或少都会产生电磁辐射。电磁场的生物效应是生物体对电磁场的生理反应。这些效应大部分是正常生理范围内的细微反应。但有些问题仍需注意:

室内家用电器的摆放不宜过密。不要把家用电器摆放得过于集中,以免使自己和家人暴露在超剂量辐射的危险之中。特别是一些易产生电磁波的家用电器(如电脑、电视机、冰箱等),更不宜集中摆放在客厅。

使用家用电器和电子设备时间不宜过长。各种家用电器、电子设备都应尽量避免长时间操作。尽量避免多种家用电器和电子设备同时启用。手机接通瞬间释放的电磁辐射最大,接听时应尽量使头部与手机天线的距离远一些或佩戴耳机。

3.避免室内吸烟

居家生活应尽量避免吸烟。烟草中已知有害的常见物质有焦油、尼古丁和一氧化碳等。此外还要小心"二手烟"和"三手烟"。

"二手烟"也称环境烟草烟,既包括吸烟者吐出的主流烟雾,也包括从烟斗、纸烟或雪茄中直接冒出来的侧流烟雾。"二手烟"对被动吸烟者的危害不比主动吸烟者轻,被动吸烟的主要受害者是妇女和儿童,特别是对少年儿童的危害尤其严重。

"三手烟"是指吸烟者将烟熄灭后的一段时间内,烟雾在室内建筑和物体表面以及灰尘中残留的有害物质,包括尼古丁衍生物、致癌物、重金属和辐射物质等。"三手烟"可在室内持续较长时间,且"三手烟"的残留物还能与空气中的物质(如臭氧)相互作用,生成新的有毒物质,对人体呼吸系统等的健康有很大影响。

4.清洁消毒的安全防护

客厅做为家中公共区域,公众在其中会频繁接触多种物体表面,如桌椅、沙发、钥匙、遥控器、门把手等。因此,一定要做好这些物体表面的定期消毒,可用酒精棉片或75%酒精小面积擦拭消毒。配制75%酒精时需要注意,酒精浓度过高、过低都会影响杀菌消毒的效果。

客厅一般是家中面积最大的地方,也是家中人来人往的重要场地,所以空气中的浮尘和二氧化碳浓度相对较高。加强客厅空气流通可以降低室内空气颗粒物和微生物的浓度。应保持客厅环境清洁,每天通风,开窗通风至少 2 次,每次 20～30 分钟。为了防止通风时浮尘流动影响人体健康,应注意保持空气湿度。通风时间宜在室外温度较温和时,如上午 10:00 至下午 16:00。户外空气质量较差时,通风换气频次和时间可适当减少。

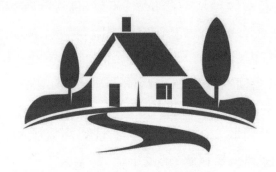

五、阳台的安全防护

1. 保持阳台定期通风

通风是改善室内空气质量一种行之有效的方法,其主要功能是提供人体所必需的氧气,并用室外低污染物浓度的空气稀释室内高污染物浓度的空气。

居家应注意保持阳台通风顺畅,加强空气流通。通风分为自然通风和机械通风,是指建筑物内污浊的空气直接或净化后排至室外,再把新鲜的空气补充进来,从而保持室内空气环境符合卫生标准。其中,自然通风是利用自然风压、空气温差、密度差等对室内进行通风;机械通风是利用通风机的运转造成通风压力使室外空气不断进入室内的通风方法。需要注意的是,如果采用机械通风,应定期对通风设备进行清洁消毒。

2.正确种植阳台花卉

在居室内种植一些花草,不仅可以使室内环境更加美观,还有一定的空气净化作用。但是,部分花草不宜养在室内,可以在阳台种植。例如,月季花所散发出的香味,会使有些人感到胸闷不适、呼吸困难。兰花、百合花的香气久闻会使人过度兴奋而引起失眠。夜来香在晚上会散发出刺激嗅觉的气味,高血压和心脏病患者易感到头晕目眩,郁闷不适,甚至会加重病情。郁金香的花朵有毒,如果接触过久,会加快毛发脱落。洋绣球花散发的微粒,会使有些人接触后皮肤过敏,出现瘙痒症。松柏类所散发出的芳香气味对人体胃肠道有刺激作用,闻之过久会影响食欲。因此,如果在阳台种植花卉,除了考虑个人审美因素外,还应考虑花卉有可能带来的健康影响。

3.预防高空跌落

开放式阳台有意外隐患,应安装护栏或防护网。阳台是家中相对容易发生危险的地方之一,有很多意外都在这里发生,因此防护措施显得尤为重要。无论所居住的是不是高层楼房,都应在家中所有的阳台安装护栏;阳台护栏材料必需坚固、耐用、安全,空心材料必需足够厚;防护栏的栏杆缝隙不宜过大,宽度以儿童无法钻出为宜;如果栏杆是垂直的,间距一般不应大于0.11m,防止儿童掉下去和被卡住;阳台栏杆的高度六层及以下不低于1.05m,六层以上不低于1.1m,高层建筑不高于1.2m。如果家中的阳台为横向栏杆设计,或防盗网只安装在护栏上方,建议在内侧加装钢化玻璃;不应放易于儿童攀登的物品。帮助儿童了解阳台的安全知识,不爬阳台,不往阳台外扔东西。阳台上不应摆放任何可供儿童登高的东西,避免儿童向上攀爬;不应让年龄小的儿童单独待在阳台。家长不应让儿童单独在阳台玩耍,更不能让儿童攀爬护栏、朝窗外张望。

4.阳台环境定期清洁与消毒

阳台作为被风吹日晒雨淋的前沿阵地,墙角边缝容易产生霉菌,越积越黑成为顽渍。阳台纱网因为孔洞密集,特别容易藏灰尘、毛絮等脏东西。这些卫生死角不仅影响阳台美观,还存在健康隐患。

清理阳台时,第一关键点就是注意安全,同时谨防高空坠物。有纱窗的先拆下纱窗，直接拿去清洗。在清洁玻璃窗的时候，内侧可以用毛巾和报纸擦拭，外侧建议使用专门的玻璃擦。窗槽里的灰尘也要清理干净，否则开窗时窗槽里的灰尘易被吹进室内。

必要时，阳台花草可每 2～3 天使用稀释 400～600 倍的高锰酸钾溶液或专门的植物消毒液进行杀菌消毒。阳台地漏应配备水封，并保持水封有效。不配备水封和不常使用的地漏建议将其排水口封闭。清洁阳台护栏时，千万不要使用带有酸性或碱性的清洗剂，因为酸性或碱性清洗剂会腐蚀阳台护栏，加速护栏老化。选择阳台护栏清洁工具时，注意不要使用金属等硬度高的清洁工具，会对阳台护栏表面造成伤害。阳台护栏污渍去除之后，一定要清洗干净，不要有残留，保持阳台护栏干燥。

六、物理因素相关的安全防护

1. 减少噪声污染的防护措施

噪声是影响居家环境的重要物理因素之一。有研究表明，较强的噪声会对人的生理和心理产生不良影响。长期在噪声中生活不仅会对听力系统造成损伤，还可能干扰思考、休息和睡眠，并且存在诱发心脑血管、神经系统以及消化系统等疾病的可能。世界各国参考 ISO 推荐的基数，结合本国和本地区的经济技术条件制定了相应的环境噪声标准,我国环境噪声的标准可参考《声环境质量标准》(GB 3096—2008)。

居民在居家环境中受到噪声困扰时,可通过以下几种方式减少噪声污染:

(1)更换隔音材料和门窗,降低室外噪声的影响;

(2)使用冰箱、洗衣机等家用电器时,在其与地面接触的部位安装垫片,减轻运行时因机器震动而产生的噪声;

(3)装修时应对居室进行合理设计,各种功能搭配得当;居住过程中不要人为制造各种噪声污染源。当进行居室密封隔音改造时,也不应忽视室内通风问题。

2.降低电磁辐射的防护措施

随着物质生活水平的不断提高,越来越多的电器走进千家万户。当各类家用电器处于开机状态时,均会产生不同程度的电磁辐射,但有些电器工作时产生的电磁辐射较强,如电脑、微波炉等。有研究表明,长期高强度的电磁辐射会使人体神经系统、视觉系统、免疫系统和心脑血管系统等发生功能性改变。虽然现阶段电子技术的发展能保证人们在一定程度上免受电磁辐射的干扰,但日常生活中仍须做好自我防护,可参考以下几点措施:

(1)购买正规厂家生产的家电,购买前应确认是否经过国家相关部门检测;

(2)家用电器摆放的位置切忌过于集中,使用时

要保持一定的安全距离;

（3）控制家电的使用时间，避免同时使用多种电器;

（4）孕妇、老年人和儿童等易感人群尽量远离辐射强的家电，或穿戴防辐射服。

3. 室内环境温湿度的调节

室内环境的温度和湿度是影响人体舒适度和身心健康的两个重要因素。有研究表明，长期处于不适宜的温湿度环境中会对人体健康产生不良影响，如增加呼吸系统患病风险，引发哮喘，加重慢性阻塞性肺疾病等;导致心脑血管疾病，诱发冠心病、脑卒中等。WHO发布的《居家与健康准则》建议室内温度不得低于18 ℃;根据各国地域的不同推荐，室内温度不应超过25～32 ℃。我国《室内空气质量标准》（GB/T 18883—2002）规定，夏季室内温度为22～28 ℃，湿度为40%～80%（夏季空调）;冬季室内温度为16～24 ℃，湿度为30%～60%（冬季采暖）。居家温湿度调节，可参考以下几点措施:

（1）居家温度过低时，可采用集中式供暖或分散式供暖的方式保持室内温度;无集中供暖的地区，可选择安装分户供暖设施，如壁挂炉、电暖气、空调等;

（2）居室内温度过高时，可使用空调、电风扇、换气扇等设施进行降温，也可使用窗帘、反光膜等进行物理降温;

（3）居家湿度过低时，可通过直接喷水或加湿器等进行加湿；

（4）居家湿度过高时，可通过升温除湿和通风除湿，或使用除湿机等进行降湿。

七、化学品的安全防护

1. 水垢的形成机制及防护措施

人们平时饮用的自来水中含有矿物质。烧水时，随着温度不断升高，水中含钙离子和镁离子的不溶性盐类成分（如碳酸钙和碳酸镁等）就会析出，附着在水壶内壁。时间久了，越积越多，就形成了水垢。水垢可沉于水底，也可漂浮于水面。

通常情况下，不必过于担心水垢对人体健康的影响。以碳酸钙、碳酸镁等形式进入人体的水垢能够被胃酸溶解，部分溶解态的钙、镁离子可被人体吸收利用；其余的钙、镁离子也很容易通过肾脏排出体外。

如果发现烧水后产生的水垢较多，可选用带有软化功能的净水器，最常见的是带有离子交换树脂的净水器，也可选购带有纳滤膜或反渗透膜组件的净水器，纳滤膜和反渗透膜均可以截留钙镁离子，从而达到减少水垢的目的。

2. 气味的形成机制及防护措施

从水龙头中放出的自来水通常会带有一股"氯味儿",其实这种味道是水中残留的消毒剂的味道。自来水厂对自来水消毒时,消毒剂的加入量可分为两部分:需量和余量。需量是指用于杀灭水中细菌和氧化有机物及还原性无机物所消耗的量。为了保持消毒效果,在管道输送及二次贮存期间防止细菌的再度繁殖,消毒剂加入量必须超过需量,使在水厂氧化和杀菌后管网中仍能剩余一些消毒剂,这部分就是"余量"。以液氯消毒为例,生活饮用水卫生标准要求出厂水余氯不低于 0.3mg/L,末梢水余氯不低于 0.05mg/L。

根据WHO的资料,余氯的"无可测不良反应剂量"为每天每千克体重 15mg,而我国《生活饮用水卫生标准》(GB 5749—2006)规定出厂水余氯在 0.3mg/L 以上,管网末梢水含量在 0.05mg/L 以上,同时规定不得超过 4mg/L。因此,只要是严格按规范消毒后的自来水,人体一天内累计接触的余氯含量远低于 WHO 规定的对人体有害限量。因此,符合饮用水余氯限值标准的饮用水是安全的。如果想在水龙头处去除"氯味儿",可以选购带有活性炭组件的净水器,除了能消除"氯味儿",活性炭对水中的有机物也有一定去除效果。

此外需要注意的是,当水中出现其他异味时,提示水体可能受到了污染,人们应提高警惕,采取措施,保证饮水安全。

3. 金属离子对饮用水质量的影响及防护措施

饮用水中常见的金属离子有铁、锰、铜、锌、铅、镉、铬(六价)等。这些金属离子会对水的感官性状产生不同程度的影响。当饮用水中铁或铬含量超标时,水体可能会呈现黄色或棕黄色;当饮用水中锰含量超标时,会有一股难闻的气味,并使白色的卫生洁具和浅色衣物染色。此外,锰的氧化物能沉积在水管壁上,遇到水压波动时会造成"黑水现象"。

长期饮用金属离子含量过高的水会对人体健康产生不良影响。如过量的铁离子会引起胃肠道功能紊乱;过量的铅离子会损伤神经系统;过量的铬离子可致腹部不适及腹泻,在体内长时间蓄积可能会致癌等。我国《生活饮用水卫生标准》(GB 5749—2006)对金属离子的限值有明确规定,只要出厂水和末梢水符合国标的要求,金属离子都不会对人体造成伤害。

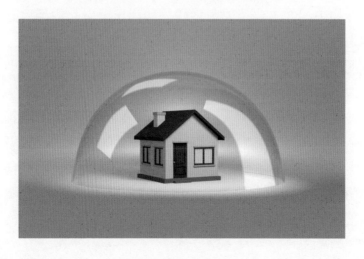

如果担心饮用水中的金属离子可能对人体感官或者健康产生影响,可以选择反渗透式水质净化器对家中自来水进行深度净化。

八、微生物的安全防护

微生物污染在居室内普遍存在,主要有细菌、真菌、病毒和寄生虫等。这些微生物可通过居室环境中的各种介质,如空气、水和食物等侵入人体,从而对人体造成危害。家庭成员如已发生感染,应及时就医,就医时配戴口罩,做好个人防护。下面介绍几种常见致病微生物的安全防护措施。

1.沙门氏菌的安全防护

沙门氏菌是一种肠道致病菌,主要通过误食沙门氏菌污染的不洁食物或不洁净的水引起感染,是人类食物中毒的主要病原菌之一。沙门氏菌引起的疾病分为两类:一类是伤寒和副伤寒,另一类是急性肠胃炎。夏秋季节天气炎热,食物、饮用水易被细菌污染,感染沙门菌的概率更高。

为了减少沙门氏菌感染,应注意以下几点:①注意个人卫生,饭前便后洗手;②培养良好的饮食习惯,不喝不洁净的水,不饮用过期、质量不合格的饮料,不食用腐败变质的食物和未经清洗的瓜果蔬菜等;③冷藏于冰箱中的熟食,一定要加热后食用;④任何食品、饮料如出现明显外观和气味的改变,都应立即停止食用;⑤注意食品、饮料的保质期,勿食用过期食品。

2.军团菌的安全防护

军团菌感染后会引起军团病。污染源主要是被污染的空调冷却水、自来水、加湿器、淋浴水和人工喷泉等人工水环境。气溶胶是军团菌传播的重要载体,人在正常呼吸时会将空气中含有军团菌的生物气溶胶吸入而导致军团病。

军团病的感染均是通过飞沫传播,至今未发现人与人之间的直接传播,因此对军团病的预防应注意以下几点:①注意室内通风,保持室内空气清洁;②定期对空调的散热器和过滤部件等进行清洗消毒,尽量保持空调内部干燥、干净;③不常使用的淋浴器喷头,使用前应清洗干净;④加湿器内部不残留水,不用时保持其内部干燥,使用时加入纯净水或将自来水烧开后冷却使用;⑤注意个人卫生,定期进行体育锻炼,增强体质。

3.真菌的安全防护

真菌是一种在温暖潮湿环境中能迅速生长繁殖的微生物。真菌可通过呼吸道、消化道和皮肤接触等进入人体,引起恶心、呕吐、腹痛等症状,严重的会导致呼吸道和肠道疾病,另外还可引起哮喘、鼻炎等过敏性疾病。居室内的真菌一般来源有:通风条件不好的卫生间和厨房;曾发生漏水的房间;未定期清洗的室内空调系统;室内潮湿的地毯、地垫等。

防止室内真菌滋生的措施:①加强通风;②降低室内空气相对湿度,最好在 60% 以下;③保持室内光照充足,经常将衣物、被褥、地毯等放置在阳光下晾晒;④将潮湿的毛巾、刚清洗过的抹布、拖把等放置于干燥、通风处;⑤霉变腐烂的水果和被真菌污染的食物,应及时扔弃。

4.流感病毒的安全防护

流行性感冒简称流感,是由流感病毒引起的急性呼吸道传染病,多发生于秋冬季,传染性强,传播速度快。患者或隐性感染者是主要传染源,主要传播途径是飞沫传播,被污染的食品用具或玩具等也可起到传播的作用。

有流感患者的家庭应注意:①患者在家中应进行适当隔离,戴口罩、减少交叉感染;②患者咳嗽、打喷嚏时应使用纸巾遮挡口鼻,避免飞沫传播;③患者用过的餐具、衣物、玩具等物品应煮沸消毒或在阳光下曝晒 2小时;④患者居住的房间用过氧乙酸消毒液(浓度为0.5%)熏蒸消毒;⑤居室中其他人员应减少与患者的接触时间,接触时应保持一定距离,避免直接面对面交谈;⑥应经常洗手,并采用"六步洗手法",避免用脏手接触口、眼、鼻等;⑦婴幼儿、老年人、有基础性疾病的成年人及孕妇等易感人群应适时接种流感疫苗。

5.诺如病毒的安全防护

诺如病毒主要引起感染性腹泻,其主要传播途径是食用被诺如病毒污染的食物或饮用水;还可通过气溶胶在空气中扩散,造成人传人。诺如病毒全年均可发生感染,寒冷季节高发。诺如病毒感染一般情况下无需特殊治疗,以对症治疗为主,多数患者发病1～3天后即可康复。

预防诺如病毒感染应注意:①加强室内空气流通,保持室内空气清洁;②注意个人卫生,饭前便后洗净双手;③不吃生冷、未煮熟的食物,如牡蛎等海产品;④病毒感染高发期,尽量减少到人群密集场所活动,降低感染概率;⑤家中腹泻患者应积极接受治疗,并适当隔离,分餐分居。

6.原虫的安全防护

贾第鞭毛虫和隐孢子虫统称为"两虫",是可在水中或其他介质中发现的原虫类寄生虫,主要通过水源传播。人群可通过直接接触被污染的水(潜水、游泳、洗澡等)或食用被污染的食物而感染。人体感染贾第鞭毛虫后,一般潜伏期为1～2周,多数人并不出现任何临床症状,无需治疗;有些患者出现轻微症状,如腹痛、腹泻、厌食等;少数患者出现严重症状,如全身性症状等。人体感染隐孢子虫7天后,会出现腹痛、水样便、呕吐及发热等急性胃肠炎症状,大部分在2周内自行

缓解,无复发;免疫功能缺陷患者病程可持续数月甚至
1年以上,且可反复发作。

预防"两虫"感染应注意:①养成良好卫生习惯,
勤洗手;②避免食用被污染的食物,冷藏的熟食应当充
分加热后再食用;③避免饮用被污染的水,应将生水煮
沸后饮用;④保护免疫功能低下或缺陷的人群,避免其
与患者接触。

7. 螨虫的安全防护

螨虫是一种肉眼不易看见的体型微小的动物,主
要在床垫、枕头、寝具、地毯、柔软饰品、衣物以及毛绒
玩具中生长繁殖,也会寄居在人体和动物体内。螨虫
是室内重要的过敏原,可引起皮疹、过敏性鼻炎和哮喘
等多种过敏性疾病。

为了减少室内螨虫的污染,可采取以下措施:①开
窗通风,加强室内空气流通;②保持室内干燥,降低室
内湿度(相对湿度 45% 以下);③定期清洁除尘;④勤
洗、勤晒床单、被褥、床垫、枕芯、草席、竹席等;⑤定期
清洁地毯,室内少使用或不使用地毯。

九、宠物的安全防护

宠物一般指家庭喂养的,受人喜爱的小动物,较
常见的如猫、狗、鸟类等。随着社会的发展,越来越多
的动物被做为宠物饲养,如猪、仓鼠,甚至鳄鱼、毒蜘

蛛等。

　　饲养宠物是人们休闲娱乐的一种方式,有助于情感释放、缓解生活压力。在社会高速发展的情况下,越来越多精神压力较大的人、空巢老年人等加入了宠物饲养的队伍。随着宠物饲养的流行,相应的环境和健康问题也随之而来。

1. 宠物的健康危害

　　(1)提高宠物管理风险意识,减少宠物饲养环境污染。宠物饲养产生的主要环境污染物来源于宠物的代谢物、排泄物以及宠物死后尸体的不正确处置等。宠物的皮毛、皮屑是重要的过敏原,是室内环境污染的主要物质之一。宠物饲养过程中产生的臭气,主要成分为氨气、硫化氢、二氧化碳、吲哚、粪臭素、甲烷和硫酸类等,会污染室内和室外空气。宠物的粪尿可能含有大量的细菌甚至病毒和寄生虫等病原微生物,例如大肠埃希菌、隐孢子虫等,如果处理不当会引起疾病传播。

　　(2)科学饲养宠物,防止人畜共患病。宠物的不正确饲养,会对人体健康造成危害,主要表现为伤害和人畜共患病的传播。

　　宠物对人的伤害主要为咬伤和抓伤,徐州市一项调查结果显示,伤人动物以宠物狗为主。严重的宠物伤害可危及生命,例如大型宠物、有毒宠物的伤害等。俄罗斯已颁布法令禁止民众在家饲养危险动物,包括狼、狮子、鳄鱼等。

目前世界上已发现的人畜共患病有200多种，宠物源性人畜共患病主要包括病毒性疾病、细菌性疾病和寄生虫性疾病。宠物引起的人畜共患病主要通过抓伤、咬伤或接触宠物的排泄物传播。病毒感染如狂犬病等多数通过抓伤、咬伤传播；细菌性疾病如布鲁氏菌、沙门菌感染等多通过直接接触宠物或接触其排泄物传播；寄生虫病如弓形体病、弓蛔虫病、隐孢子虫病、贾第鞭毛虫病等主要通过接触宠物排泄物而感染。

此外，接触狗、猫等宠物而引发的真菌性皮肤传染病也是常见的宠物相关人畜共患疾病，每年导致200多万人感染。

2. 宠物危害的安全防护

宠物的不正确饲养会对环境及人群健康产生不良影响，因此应采取正确的饲养照料方式，防止环境污染及人群健康损害等问题发生。

（1）完善宠物饲养相关法规和标准。应制定和完善宠物产业的相关法规标准，建立宠物管理制度，加强社会监管，设立适宜的惩罚制度，规范宠物饲养者的行为。

（2）正确选择宠物，正确养护宠物。不养大型危险宠物，不养有毒宠物，避免伤害。饲养宠物时，应与宠物保持适当的接触，不要亲吻宠物的嘴等。养成良好的卫生习惯,触摸宠物后要洗手,及时清理宠物的粪尿及食物残渣等。

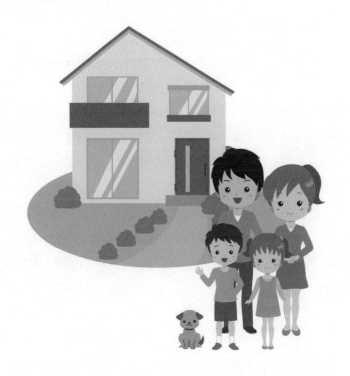

（3）做好宠物疾病防控工作,认识人畜共患病的危害。增强市民防护意识,从正规场所购买宠物,采取正确的防护措施如接种疫苗。生病宠物要及时治疗、隔离饲养,防止疾病传播。

（4）建立宠物饲养服务保障设施。在社区建立宠物粪尿及其废弃物回收站、病死宠物回收站,做好宠物饲养产生废弃物的无害化处理。

十、病媒生物的安全防护

1.病媒生物的危害识别

病媒传播疾病在全球热带地区和温带地区国家多发。北美西尼罗河病毒感染、欧洲莱姆病、印度洋基孔肯雅热以及与白纹伊蚊（"虎蚊"）等相关的媒介传播疾病都有严重危害。我国法定报告传染病中，鼠疫、流行性出血热、流行性乙型脑炎、登革热、钩端螺旋体病、疟疾均由病媒生物传播。

常见病媒生物及其控制意义：①蟑螂：控制蟑螂可以预防哮喘等过敏性疾病以及食物污染的蔓延。②虱子：对虱子进行防控，可以防止皮肤刺激和皮疹的传播以及虱子传播疾病的发生，如流行性斑疹伤寒、战壕热和虱传型回归热。③蚊子：控制蚊子可预防疟疾、淋巴丝虫病、流行性乙型脑炎、部分出血热（黄热病、登革热）和病毒热（西尼罗河病毒感染）等蚊子传播疾病。④臭虫：控制臭虫可预防因臭虫叮咬而引起的过敏反应等。⑤老鼠：控制老鼠可预防啮齿类动物传播的疾病及食物污染。

2.病媒生物传染病的防护

病媒控制、个体保护和社区参与是 WHO 提出的病媒生物传染病控制战略的三大支柱。病媒生物传染病的居家防护措施同样应从这些方面入手，具体措施

包括:

(1)使用杀虫剂:杀虫剂在居室病媒生物控制中起重要作用,可选用对人体低毒或无毒,同时可生物降解且不会在环境中积累的高效杀虫剂。

(2)个体防护:通过在皮肤涂抹驱虫剂,穿着适当的防护服(防护服最好用驱虫剂进行处理)或使用蚊帐以及其他经过长效杀虫剂处理的材料预防蚊虫叮咬,经过处理的蚊帐即使经过几次清洗仍然有效。

(3)居室环境清理:防蟑螂环境清理措施:①仔细检查下水道、墙上的裂缝、地板隔及窗户等,防止蟑螂进入;②蟑螂多生活在潮湿的环境中,应注意保持室内干燥,不要有任何漏水的地方,尤其是厨房;③在清洁、干燥的环境中,蟑螂的滋生会受到限制,应注意保持室内清洁,用餐后将食物及时密闭,垃圾及时清理,炉灶等处定期清洁。防蚊蝇环境清理措施:①控制蚊蝇滋生场所,使蚊蝇无处滋生繁殖是蚊蝇防制的关键,尤其不要在家里设置敞口的储水罐,这是蚊蝇最易滋生的场所;②安装纱门纱窗等防止蚊蝇进入居室内,及时用纱罩遮挡食品。防鼠类环境清理措施:①经常打扫室内外环境卫生,清理杂物,不乱倒垃圾,清除鼠类隐藏条件;②储藏好食物;③设置相关的防鼠设施等。

第三章 家居用品的安全使用

一、家用电器的安全使用

家用电器的安全使用与人们的生命安全有关。随着生活水平的提高,现代家庭使用大功率电器增多,人们在享受电器带来便利的同时,时常忽视电器的使用安全,结果导致漏电,引发火灾。安全使用家用电器既要做到购买有质量保证的家用电器,又要按说明书要求使用产品。家用电器事故中有相当一部分是由于消费者使用不当或疏忽大意等原因引起的,产品使用不当极易引起火灾、触电等重大伤害。为了避免灾难的发生,在注意自我安全防范的同时还需要做到以下几方面。

1.电源电线的正确使用

插、拔电源插头时,注意不要碰及带电金属片。不用手或导电物(如铁丝、钉子、别针等金属制品)接触、探试电源插座内部;不触摸没有绝缘的线头,发现裸露的线头要及时与维修人员联系;防止绝缘部分破损,凡与人体直接接触的家用电器,应避免磨损、腐蚀电线及漏电现象的发生;家用电器电源线出现老化或外表面破损等现象时,应及时更换与原电线规格一致的电源线;在进户总开关处安装漏电保护器,保证家用电器发生漏电或线路短路时会自动跳闸和切断电源。

2. 家用电器使用环境的维护

一般来说,家用电器应尽量摆放在安全、平稳、通风的环境中。不用湿手触摸电器,不用湿布擦拭电器,避免造成触电危险。发现电器周围漏水时,应暂时停止使用,并立即通知维修人员修理。避免在潮湿的浴室等环境下使用电器(电吹风机),更不能让电器淋湿、受潮或在水中浸泡,以免发生漏电。高温、潮湿、腐蚀等环境会加速家用电器的绝缘材料老化,缩短其使用寿命,并容易引起漏电、短路,从而引发火灾事故甚至导致触电造成人身伤亡。家用电器受到震动或撞击时,可能出现螺丝松动、焊点脱落、电器元件及机械等零部件移位、导线断裂等现象。使用过程中易发热的家用电器要远离易燃、易爆物品,不要放在木质家具上。电吹风机、电饭锅、电熨斗、电暖器等使用过程中会发热,应注意将其远离纸张、棉布等易燃物品,使用时注意避免烫伤。

3. 家用电器的正确规范使用

购买家用电器时,应购买带有"CCC"强制性认证标志的产品。冬天家中老年人或儿童使用电热毯取暖时温度不宜太高、时间不宜过长,可在入睡前主动关闭电热毯电源,家人应做到随时照看,防止发生火灾;不要在蚊帐内长期使用高热光源或其他电器,不可在衣柜内装设电灯。家用电器同时使用会造成用电总功率超载,引起跳闸或线路烧毁,引发火灾。使用合格的插线板,不要在一个多口插线板上同时使用多个大功率家用电器,也不要乱拉乱接电线,以防触电或发生火灾。家中无人或不使用时最好断开电源,不要通电。

家电的摆放位置也很重要。电视避免正对着窗户,窗外强光在电视屏幕上的反射会对视力造成伤害。灯光以暖色调为主,不宜过暗,柔和的光线可以营造温馨的氛围,有利于睡眠。

4. 家用电器使用的维护要求

家用电器日常使用要注意维护。一般来说,任何家用电器都有一定的使用寿命,超过使用寿命的电器建议及时更换。家用电器出现故障后,请专业人员修理,不要自行拆卸修理。电器出现烧焦气味、异常声响、冒烟、打火或闪光以及其他异常现象时,应及时关机并切断电源。当电器或电路起火时,一定要保持头脑冷静,先切断电源,然后再考虑用灭火器灭火或求助。

5. 家用电器使用的防雷要求

遇到雷雨天气,应关闭门窗并拔掉电源,防止家用电器遭受雷击;停止使用手机、电视机等电子产品,防止雷电从线路侵入损坏电器设备。家用电器使用完毕或突然停电后,应随手关闭电源开关;长时间外出最好切断电源总闸。

二、厨房用品用具的安全使用

1.厨房用品用具的正确使用

厨房用具种类多,按照使用场合可分为商用厨房用具(大型酒店、饭店)和家用厨房用具。按照用途可分为以下五大类:①储藏用具,分为食品储藏和器物用品储藏两大部分。食品储藏又分为冷藏和非冷储藏,冷藏通过厨房内的电冰箱、冷藏柜等实现;非冷储藏通过橱柜、底柜、吊柜、角柜、多功能装饰柜等为餐具、炊具、器皿等提供存储空间。②洗涤用具,包括冷热水的供应系统、排水设备、洗物盆、洗物柜、洗菜池等。洗涤后在厨房操作中产生的垃圾,应设置垃圾箱或卫生桶等。现代家庭厨房还可配备消毒柜、食品垃圾粉碎器等设备。③调理用具,主要包括调理的台面,整理、切菜、配料、调制的工具和器皿。随着科技的进步和生活水平的不断提高,家庭厨房用的食品切削机具、蔬果榨压汁机具、调制机具等也不断增加。④烹调用具,主要包括炉具、灶具和烹调时的相关工具(抽油烟机)和器皿。⑤进餐用具,主要包括餐厅中的用具、进餐时的用具和器皿(筷子、叉子、勺子、碗、盆)等。

(1)冰箱:冰箱使用后及时关闭冰箱门,减少冷气的外逸。不要把热的食品放到冰箱内,否则会增加冰箱电耗。不要使冷冻室食品贮存太多,食物之间应留有空隙,超负荷存放食品会妨碍冷空气的流通,无法确保食品中心温度达到要求。按食物存放时间、温度要求合理利用冰箱内空间,不要把食物直接贴紧冰箱冷藏内侧,以免冻结不便取出。

及时调节冰箱温度以保证食材贮存要求。时刻留心冰箱内的实际温度是否与设定温度不符。临时停电,应先将冰箱插头拔下,停电期间尽量减少开冰箱门的次数;来电后,待电压稳定达到额定电压,再接通电源。

除霜时,应先切断电源使其停机,打开冷冻室门,把物品拿出,利用环境温度化霜。为加快化霜,可用霜铲除霜,切勿用利器除霜,以免损坏蒸发器表面涂层。

冰霜内可以放入活性炭或除臭剂除臭。冰箱里不宜存放未洗净的生鸡蛋。

(2)微波炉:使用微波炉进行加热时,不要使用普通塑料容器、带有金属的器皿或封闭容器等盛装食物直接加热;忌徒手取出微波炉内食物,应用隔热手套或垫子,以防烫伤;使用转盘式微波炉时,盛装食品的容器一定要放在微波炉专用的盘子中央,关好炉门,确保安全开关的回位闭合。微波炉停止运行后,不宜立即取出食物,此时炉内尚有余热,会引起烫伤。定期检查炉门四周和门锁,如有损坏、闭合不良应停止使用,以防微波泄漏,不宜把脸贴近微波炉观察窗,防止眼睛因微波辐射而受损伤。微波炉运行过程中,正前方一米以内不要站人,长时间受到微波辐射,容易使人体健康受损,引发头晕、目眩、乏力、消瘦、脱发等症状。

（3）高压锅:首先,要从正规渠道购买;其次,严格按照说明书要求使用高压锅,"超龄"的高压锅应及时更换。使用前,认真学习高压锅的正确使用方法,特别要保持安全减压阀排气孔通畅,一旦高压锅的安全减压阀被堵住,就有发生爆炸的可能性。高压锅一次炖煮食物不能超过锅的上水位,熬粥时要更少一些。

（4）抽油烟机及灶台:厨房油烟危害大,其本身不仅有致癌性,增加患肺癌的风险,而且还是室内 $PM_{2.5}$ 的重要来源。抽油烟机油盒、油网、外壳表面等零件须多清洗,抽油烟机一定要尽量多开。开火前,先打开抽油烟机;做完饭后,让抽油烟机继续工作 5～10 分钟,把厨房里剩余的油烟全部清除掉。平常要注意灶台的清理,可以用牙签或铁丝将灶上的气孔、缝隙通干净,防止灶台使用时间较长导致通气不足出现燃烧不充分的红色火苗。

（5）砧板:一般可挑选材料安全、表面光洁、材质致密的砧板。洗洁精和醋能够有效清除砧板表面的细菌,用洗洁精清洗砧板后需要把砧板竖起来或挂起来,将水沥干后再进行晒干,有助于避免霉菌滋生。如若需要使用强碱性物质消杀霉菌时,须做好个人防护,以免强碱性物质烧伤皮肤。

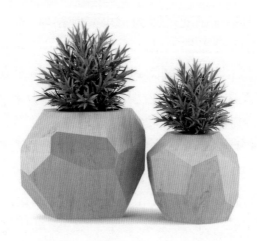

2.厨房用品用具的合理摆放

厨房用品用具应统一放置在儿童够不着的位置，相对固定有规律的厨房用品摆放方式更有利于安全。

（1）餐具的摆放：刀、叉、削皮器、杯子、盘子、碗等锋利、易碎的餐具应放在儿童够不着的地方或锁在柜子里，防止对儿童造成意外伤害。为了避免筷子发霉，应将洗净的筷子小头朝上大头朝下放置晾干。建议选用树脂或金属材质的筷子，表面光滑，不易有食物残留。建议每1~2个月用开水煮筷子或用消毒柜进行消毒，避免细菌滋生。

（2）厨房垃圾的处置：厨房垃圾应每天处理，按照生活垃圾分类要求，将垃圾送至社区统一的垃圾站（点）。购菜的塑料袋等要及时清理，防止儿童当成玩物，蒙在脸上导致窒息。

（3）清洁用品的存放及使用：厨房中使用的清洁用品比较多，清洁剂、去油剂、消毒剂、溶解剂等都是含有氨或氯的化学制品，使用清洁剂时，不能把几种清洁剂混合在一起使用，以免发生化学反应。各种清洁剂、消毒剂使用后应放在固定的地方，不应与食品放在一起；特别是家中有儿童时，要放在儿童不易拿到的高处，以免误食。酸性清洁剂、碱性大的清洗剂、未经稀释的消毒剂对皮肤有刺激和腐蚀作用，使用清洁用品进行清洁和消毒时最好戴上手套、口罩，避免直接接触皮肤，如果溅入眼睛内，应立即用大量清水冲洗，使用时注意通风。

（4）其他杂物的存放：灶台旁不要挂放易燃物品，如抹布、窗帘、干花、木汤匙或饰物等，以免发生火灾。罐装饮料、香水、火柴、打火机、电池等，应放在儿童不易触碰而且安全的地方；不能放在阳台，以免高温天气阳光照射后引起爆燃。大件的物品如锅煲、花瓶、碗及食物处理器等，不应置于橱柜、吊柜、角柜、多功能装饰柜的顶部。

三、起居用品的安全使用

1. 起居用品的更换清洗

起居用品主要包括被褥、被套、床单、床罩、床笠、枕套、枕芯、毯子、凉席和蚊帐等纺织品。起居用品很容易积累灰尘,也容易沾上皮屑、头发和皮肤上的油脂、污垢等,如果长时间不更换清洗,可能滋生细菌、螨虫。起居用品的清洗更换频率,可以根据当地的气候、季节、起居用品的实际情况等自行决定。夏天因为炎热容易出汗,床单被罩脏得更快,建议增加换洗频次。

起居用品的清洗可用手洗或使用洗衣机。洗衣机的主洗时间、温度、机械力、洗涤剂浓度、酶、表面活性剂类型、纤维种类、织物组织结构及后整理、负载和纺织品服装款式等因素都会影响衣物的洗净率。用55～65℃的热水清洗起居用品,再加热烘干或在太阳下暴晒,可以有效杀死大多数细菌和螨虫。

2. 起居用品的洗涤剂要求

家用的洗涤剂种类很多,常见的有肥皂、洗衣粉和洗衣液等。

肥皂是由天然油脂经皂化反应生成,去污力强,且生物降解性好,对人体无毒副作用。如果洗涤内衣和婴儿的衣物最好选择肥皂。另外,也可以用肥皂对有污渍的部位进行重点清洗。但当水的硬度较高时,肥皂会与水中钙、镁离子发生反应形成皂垢。

洗衣粉是一种碱性的合成洗涤剂,属于性价比较高的洗衣清洁剂。洗衣粉去污力强、溶解性能好、使用方便,在抗硬水等方面更胜一筹。洗衣粉更适合洗涤棉、麻、化纤及混纺织物,不适合洗涤毛、丝绸等材质的衣物。

洗衣液水溶性好,在冷水中也能迅速溶解,充分发挥作用。洗衣液中常加入低泡的非离子表面活性剂。相对洗衣粉,洗衣液碱性较低,性能较温和,不损伤衣物,可用于洗涤丝绸、毛等织物,洗出的衣物对皮肤刺激也较小。同时建议在洗涤过程中合理设定洗涤程序,增加漂洗次数,减少洗衣液残留引起皮肤过敏的风险。

3. 起居用品的防螨要求

尘螨是室内重要的过敏原,可引起皮疹、过敏性鼻炎和哮喘等多种过敏性疾病。尘螨喜欢生存在温度 $20\sim25℃$,相对湿度 $70\%\sim75\%$ 的环境中,主要分布于床、沙发、座椅和地毯等处,以人体掉落的皮屑或真菌为食。考虑到尘螨怕光、怕热、怕干燥的生活习性,防螨的措施和建议包括:开窗通风、保持室内通风干燥,经常清洁除尘,重点是定期清洁地毯,经常晾晒被褥、床垫、枕芯、草席竹席等,定期清洗室内家居用品。

四、室内配饰的安全使用

1. 室内花卉绿植的挑选

居室内摆放花卉绿植既可以令人身心愉悦,又有助于去除室内有害气体。某些绿色植物对室内空气中甲醛、苯等挥发性有机污染物具有净化功能已被试验和实践所证实。国际上,美国航天局的 Wolvertion BC 博士较早研究观赏植物对室内空气污染的净化技术。其早期实验结果显示,菊花对单一甲醛、苯等气态污染物具有较好的净化作用。国内相关研究表明,燕子掌、金钱榕、大花蕙兰"黄金小神童"等对苯的净化作用较好,一串红、小丽花、新几内亚凤仙、圆叶竹芋"青苹果"等对甲醛的净化作用较好。

此外还要注意的是,兰花和百合花的香气会令人兴奋,久闻会引起失眠,不适合摆在卧室;含羞草中含有含羞草碱,是一种微毒物质,与人接触后会引起毛发稀疏、发黄、脱落,还会损伤皮肤;紫荆花花粉会引发哮喘和加重咳嗽;夜来香晚上会散发出大量刺激嗅觉的气味,使高血压和心脏病患者感到头晕、胸闷不适;月季花香气久闻后会令人产生郁闷的情绪;夹竹桃全株有毒,含有多种强心苷,是剧毒物质,对人体呼吸系统、消化系统危害极大,接触其分泌的乳液,也容易中毒,中毒后引起恶心呕吐、腹泻,可致命。这些花卉最好不要摆放在家中。

2. 室内配饰摆件的放置

玻璃、陶瓷、树脂、水晶类工艺品是美化家装的常见摆件,常置于玄关、客厅、卧室等处。日常把玩摆件的时候要轻拿轻放,放置位置要保证稳定、牢固,以免因风吹或底座不稳而掉落砸伤人。

玻璃和陶瓷摆件要格外注意,最好放在儿童不能触及的位置,以防儿童被掉落的摆件砸伤,或被玻璃陶瓷的碎片划伤。

3. 室内窗帘的及时清洗

人们在打扫卫生的时候,常会忽视窗帘。窗帘是居室内必不可少的一样物品。窗帘的主要作用是冬天御寒,夏天遮阳、防晒,另外还有装饰美化的作用。长时间不清洗窗帘,不仅灰尘多,还可能滋生霉菌和螨虫。

窗帘可以在不拆卸的情况下用吸尘器进行清洁,也可以拆卸后用洗衣机清洗,根据材质洗涤要求选择洗涤剂。

五、儿童玩具的安全使用

1. 儿童玩具的挑选购买

选择正规卖场购买正规企业生产的合格产品,要留意玩具是否有"CCC"标识。中国强制性产品认证简称 CCC 认证或 3C 认证。目前 CCC 质量认证范围内的玩具有童车、电玩具、塑胶玩具、金属玩具、弹射玩具、娃娃玩具等。按照规定,凡列入强制性产品认证目录内的玩具产品,未获得强制性产品认证证书和无中国强制性认证标志的,不得出厂和销售。

2.儿童玩具的大小规格

应注意避免玩具及其零部件被儿童误食,尤其是年龄较小的幼儿。也应注意,不购买带有小零件的玩具,容易被幼儿吞食导致窒息等危险。婴儿响铃的体积必须大到婴儿不能塞入口内,橡皮玩具的体积也要大到压扁后仍不能塞入口中。也就是应确保软体摇铃、挤捏玩具、出牙玩具即使在最压缩的状态也不能完全塞入婴幼儿口中。

3.儿童玩具的风险隐患

不建议购买有锋利棱角的玩具,避免儿童被玩具划伤。建议有长连接线的玩具线长不要超过30cm,以免儿童把线误缠在脖子上。检查填充玩具和布娃娃的缝合处要牢固结实,确定眼睛、鼻子、纽扣、带子或其他装饰品固定良好,不能被拉下或咬下。优先选择无印刷图案、颜色较浅的玩具,减少重金属等有害物质进入儿童体内的可能性。

4.儿童玩具的清洁要求

儿童玩具应经常清洗和消毒。玩具表面应经常擦洗,可拆卸的应经常取下彻底清洗;比较耐用且不易褪色的玩具可使用消毒水浸泡;毛绒玩具则可以通过晒太阳起到消毒效果;木质的玩具可用肥皂水烫洗。

5. 填充玩具的整洁卫生

不易清洗的毛绒玩具容易隐藏灰尘。内包装为塑料袋和开口尺寸超过一定范围的玩具,必须开有气孔防止儿童误套头部发生窒息。填充玩具(如毛绒布制玩具等)可通过摸一摸填充物的手感等方式,了解填充物是否均匀、是否有异物等。

六、净水产品的安全使用

1. 选择净水器的注意事项

我国现行《生活饮用水卫生标准》(GB 5749—2006)已实现与发达国家接轨,能够保证居民饮水安全。但随着我国人群健康意识的提高和消费需求的升级,人们开始追求更高品质和更好口感的饮用水,因此,家用净水器开始走进千家万户。选用家用净水器时,应注意以下几点:

(1)应根据当地水质状况和个人需求选购合适的净水器。如果追求饮用水更好的口感和去除气味,可选择以活性炭为净化原理的净水器;如果担心自来水输送过程中带进微生物,可选择超滤、纳滤、反渗透等功能或具备紫外线消毒等技术的净水器;如果想消除水垢,可选择具备反渗透、纳滤、离子交换树脂等技术的净水器。

(2)购买净水器时请选择由卫生健康部门颁发卫

生许可批件的家用净水器。饮用水卫生安全产品卫生许可批件可登录国家卫生健康委卫生健康监督中心网站进行查询（https://www.jdzx.net.cn/），或查询生产企业所在地省级卫生健康委网站或电话咨询。

（3）关注净水器铭牌上的产品名称、生产厂家、卫生许可批件、技术参数等信息。

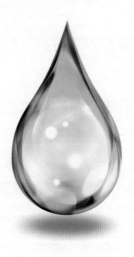

2. 使用净水器的注意事项

选购好净水器后，只有在日常生活中科学使用，才能更好地发挥净水器的净化功能，提升用水品质。

（1）净水器安装好后，不要随意移动。因为净水器的内部配件都是通过接头衔接起来的，经常搬动会导致内部配件损坏，影响机器运行。

（2）滤芯是净水器的核心部分，应根据净水器使用时间进行更换。任何一款净水器都必须定期更换滤芯,每款净水器都由不同的滤芯组成,而每个滤芯的使用寿命又不尽相同,购买净水器时,应询问商家滤芯的使用时间,及时进行更换。

（3）净水器应放置在远离阳光直射的地方。阳光直射会加速净水器部件老化,降低净水器的使用寿命,也会加速净水材料细菌和藻类滋生,影响饮用水水质。

（4）定期对家用净水器进行冲洗。隔夜使用净水器时,第二天首次使用时应放完机器内的存水。长期出门在外时,应关闭进水阀,再次使用前也要对其进行冲洗。

（5）当净水器出水量变小时,一般是因为滤芯被堵塞,为确保净水器正常使用,应及时更换滤芯。

（6）当发现家用净水器漏水时,应及时关闭进水阀,然后通知净水器厂家进行维修。

（7）净水器长期不使用时记得关闭电源,切断水源,使净水器彻底断水断电。这样可以保护机器,延长机器使用寿命。

七、空气净化器的安全使用

1.空气净化器的选择

目前市场上销售的采用各种净化原理的空气净化器种类繁多,包括静电式、过滤式、复合式等。不同原理的净化器可去除相应的空气污染物。例如静电式原理空气净化器,通过高压直流电使空气中的颗粒物带正电荷,然后借助库仑力作用,将带电粒子捕集在集尘装置上,达到净化空气中颗粒物的目的。但此类原理的空气净化器对甲醛、苯等室内化学污染物没有去除效果。采用过滤式原理的空气净化器通常内置过滤网来净化室内空气污染物,内置高效空气过滤网(HEPA)的净化器可以净化空气中的颗粒物,而内置改性活性炭滤网的净化器可净化空气中苯、甲醛等化学污染物。采用复合式净化原理的空气净化器通常内置多种净化模块,包括静电集尘板和过滤网等。消费者应根据室内污染物种类选择购买家用空气净化器,如需要解决家庭装修污染,应选择内置改性活性炭滤网的空气净化器;为解决 PM$_{2.5}$ 污染可选择静电式或内置 HEPA 滤网的空气净化器。

2. 空气净化器的关键指标

选择空气净化器时还须关注影响其净化性能的技术指标,包括洁净空气量、累积净化量、适用面积、噪声和净化能效等。

(1)洁净空气量(CADR):指单位时间内提供的洁净空气量。CADR 值越大,说明净化器的净化能力越强,即可在相对短的时间内使房间空气迅速净化。但采用吸附原理的空气净化器,其 CADR 值会随着使用时间延长而降低。同一台空气净化器对不同空气污染物的 CADR 值不同(如某空气净化器对颗粒物净化 CADR 值很高,而对甲醛净化 CADR 值较低,说明该产品仅对空气中的颗粒物有净化效果)。因此,消费者应关注说明书并结合要去除空气污染物的种类合理选择空气净化器。

(2)累积净化量(CCM):评价一台空气净化器 CADR 值的衰减情况,是表征净化寿命的指标。客观地说,一台净化器对应 CCM 值的大小能说明该净化器净化能力的持久性。累积净化量越大,说明净化器的有效 CADR 维持时间越长,越耐用。同一台净化器对不同空气污染物的 CCM 值也会随其 CADR 值的不同而有所差异。

(3)适用面积:通常根据空气净化器对颗粒物的 CADR 值理论推导出来。因污染物初始浓度等环境因素变化很大,各类房间的建筑标准、通风条件均不一样,因此适用面积只是一个参考指标。通常情况下 $30m^2$ 的房间须放置一台家用空气净化器。

(4)噪声:空气净化器运行时会产生噪声。家用空气净化器的噪声大小,是家庭选用净化器的重要参考指标。《空气净化器》(GB/T 18801—2015)中列明空气净化器对应不同洁净空气量下的噪声限值。通常,客厅选用正常运行时噪声在 55dB 以下的空气净化器,卧室选用 45dB 以下的空气净化器。

(5)净化能效:为空气净化器在额定状态下单位功耗所产生的洁净空气量。空气净化器一般需要通电工作,选择和使用时可参考这个指标。净化能效越高,污染物去除能力越强,能耗越少。针对不同的目标污染物,净化器的净化能效值不同。

3.空气净化器的使用与维护

家用空气净化器可由使用者自行保养。使用者可按照产品说明书进行日常保养,如进或出风口清洗、滤网更换等。HEPA或活性炭滤网使用多久需要更换,取决于滤网针对目标污染物的使用"寿命",建议参照家庭室内的污染情况并结合空气净化器产品说明书,3~12个月更换为宜。有些净化器内置传感器,可检测滤网的使用寿命,使用者可根据净化器更换滤网的提示进行更换。在市场上选择滤网时,尽量选择原厂或质量可靠的滤网,其大小、厚度一定要与空气净化器匹配。静电式原理的空气净化器内部没有过滤网,但由于其净化原理和结构的特殊性,也须定期对静电部件进行清理。使用者可将静电部件取出,用清水或非腐蚀性清洁剂清洗静电部件,彻底晾干后再放入净化器。另外,静电原理的空气净化器在使用过程中静电模块会产生臭氧,其气味类似鱼腥味,长时间高浓度的臭氧同样会对人体产生危害。因此,选择静电原理的空气净化器时一定要注意说明书上的臭氧发生量是否符合国家标准。此类型净化器不宜在室内长时间开启,通常使用1~2个小时后应关机。

八、家用消毒剂的安全使用

随着人们认知水平和经济水平的提高,大家对居住环境的卫生要求越来越高,各种品牌、各种功效的消毒产品随之走进千家万户。消毒是预防传染病的重要措施,但过度消毒对个人和环境都会造成不良影响,因此,居家环境科学消毒至关重要。居家环境日常以清洁为主,预防性消毒为辅,避免过度消毒;传染病流行期间可根据具体情况,增加消毒频率,若家中有传染病患者,则应选择适宜消毒剂,按照相关指南或规范,进行居家环境消毒处理。日常预防性清洁消毒时应首选物理方法;需采用化学方法消毒时,应优先选择刺激性小的环保型消毒剂,配制和使用化学消毒剂时,做好个人防护。所有消毒产品应符合国家相关规定,按照产品说明书使用。

1.一般物体表面的清洁消毒

普通桌、椅和地面等,清水擦拭即可;高频接触的物体表面(电话听筒、门把手等)可用有效氯浓度为$250 \sim 500$mg/L 的含氯消毒剂进行擦拭,也可使用消毒湿巾擦拭。

2.厨房用品的清洁消毒

人们普遍认为厕所是家居用品中微生物污染程度最高的部位,其实不然。曾有日本学者研究了日本家庭的细菌污染状况,通过对 5 个家庭中各约 90 个地方进行细菌计数,结果发现厨房的细菌污染程度最高,其次是浴室。厨房中检出的致病菌主要为肠杆菌。

餐饮具的清洁消毒是预防肠道传染病的重要手段。餐饮具消毒首选物理消毒方法,流通蒸汽 100 ℃作用 20 ～ 30min,或煮沸消毒作用 15 ～ 30min,或按说明书使用消毒箱(柜)。厨房用抹布的微生物污染也极其严重,有研究表明厨房抹布的细菌总数在 10^4 ～ 10^7 CFU/cm^2,海绵材质的抹布细菌总数甚至高达 10^9 CFU/cm^2。厨房抹布的消毒可采用煮沸消毒法,不用时应保持干燥。

3. 卫生洁具的清洁消毒

洗手池、便器等每次用后应清洗或冲洗干净、保持清洁,接触皮肤部位可定期消毒。有研究报道,抽水马桶中的细菌在冲水时容易被带到空气中,进而污染卫生间内其他物品如毛巾、牙刷等。因此,抽水马桶应盖盖后冲水,以免形成气溶胶污染其他物品。

卫生洁具在清洁或消毒时,应注意使用方式。目前常用的洁厕灵等清洁剂和含氯消毒剂(如 84 消毒液)不能同时使用。两者同时使用会产生氯气,氯气是有毒气体,易挥发。氯气中毒后,轻者可能引起咳嗽、胸闷等,重者可能出现呼吸困难。

4.洗衣机的清洁消毒

普通家用洗衣机只能对衣服和纺织品进行去污，并不能对衣物进行消毒，更无法进行自身消毒，洗衣机内潮湿的环境，有利于细菌的生长繁殖，机器内壁的塑料零件，为细菌生物膜的形成提供了条件。洗衣机的清洗消毒可使用洗衣机槽专用清洁消毒剂，且在备用状态下应保持干燥。有消毒功能的洗衣机可按产品说明书进行清洗消毒。

5.毛巾、被褥、衣物等纺织品的清洁消毒

毛巾、被褥、衣物等个人用品建议定期晾晒、定期洗涤。如需消毒处理，首选物理消毒方法，可采用流通蒸汽或煮沸消毒 30min，或先用有效氯 500mg/L 的含氯消毒液浸泡 30min，再常规清洗。

第四章　居家生活的科学防护

一、儿童的健康防护

儿童期是成长发育的重要阶段,引导儿童从小养成健康生活习惯,锻炼健康体魄,预防近视、肥胖等疾病十分重要。应动员家庭、学校、社会共同维护儿童的身心健康。

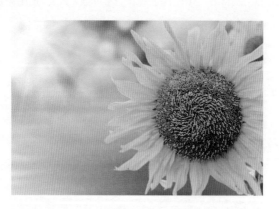

1. 合理用眼

家长要担负起责任,言传身教,营造好的视觉环境,帮助和督促孩子养成良好的用眼行为和习惯。家长要转变"重治轻防"的观念,从以"治病"为中心转向以"健康"为中心,从孩子视力健康开始提前预防近视,抓早抓小,从源头控制。

家中的书桌椅应调整好高度,读书写字的时候保持"三个一",手离笔尖一寸、眼离书本一尺、胸距书桌一拳。阅读时间不能太长,阅读时避免离书本太近,采用正确坐姿,避免在采光、照明条件不好的环境下阅读。使用电子产品一次不宜超过 15 分钟,每天累计不超过 1 小时。2 岁以下幼儿不要接触任何电子屏幕。使用电子产品后,应该休息或者远眺 10 分钟,或者闭眼休息 5～10 分钟,使眼睛得到充分休息。儿童每天在室外自然光线下活动(散步、游戏、读书、闲聊等)至少 1 个小时。

2.均衡饮食营养

儿童青少年营养不均衡、身体活动不足现象广泛存在,超重肥胖率呈现快速上升趋势,已成为威胁我国儿童青少年身心健康的重要公共卫生问题。儿童青少年期肥胖会增加成年期肥胖、心脑血管疾病和糖尿病等慢性病过早发生的风险,对健康造成威胁,给个人、家庭和社会带来沉重负担。

保持适当饮食。饮食过量不仅会伤害儿童脾胃,出现积食、消化不良等问题,还会降低免疫力,变得容易生病。因此,儿童并非吃得越多越好。《青少年儿童肥胖防控实施方案》中明确,学校应避免提供高糖、高脂、高盐的食物。儿童每天摄入适量谷薯类、蔬果类、蛋奶类、肉类,营养搭配全面即可。家长应着重培养孩子良好的饮食习惯。不仅要为孩子提供营养全面的饮食和优良的饮食环境,而且要耐心地正面引导孩子少吃或不吃"垃圾食品"。

适度多喝白水。充足的水分可以帮助身体排出毒素和废物,让免疫系统能够更好地抵抗感染。因此,白水是最好的饮料,应使儿童养成爱喝水的习惯,少喝甚至不喝碳酸饮料。

此外,无论是放假还是上学期间,儿童都应该按时睡觉、规律饮食、定时锻炼,这些不仅有助于培养儿童良好的生活习惯,也有助于避免儿童肥胖。平时适当让孩子参加一些慢跑、爬山、球类运动等户外运动,既能增强体质,又能预防肥胖的发生。

3. 保持正确的学习姿势

近年来,脊柱问题已成为继近视眼、心理健康之后儿童的第三大"成长杀手"。脊柱侧弯对儿童青少年的身心健康危害性极大。除了影响美观,还可能引起内脏问题。胸廓畸形,可能影响心肺发育和功能,还可能造成内脏移位。侧弯的腰背部易出现疲劳、酸胀、疼痛,还会加速整个脊柱的退变和老化,引起一系列的神经症状,严重者可出现下肢肌肉萎缩、感觉减退,甚至截瘫。

儿童久坐不动,站姿、坐姿、阅读和书写姿势不规范,书包过重等都会影响儿童的脊柱发育,出现脊柱侧弯。防止儿童脊柱侧弯,关键是提前做好预防。

一是在儿童脊柱发育平稳期,养成正确的学习姿势和良好的生活习惯。这不仅能促进脊柱健康发育,还能减少脊柱压力。背包过重和错误背包方式可能造成青少年背部损伤和肌肉疲劳。把背包重量控制在体重的 10% 以下,儿童尽量用双肩背包,可以分散背包重量,减少体型扭曲的可能性。

二是适当增加对称性锻炼,例如引体向上和俯卧撑。尽量多参加诸如单双杠、平衡木等活动项目,使背部肌肉对称发育,对预防脊柱弯曲有良好的作用。

三是注意补充营养。多吃含有丰富钙质、蛋白质和维生素的食品。

4. 养成良好个人卫生习惯

养成良好的个人卫生习惯,可降低儿童患呼吸道疾病、消化道疾病、皮肤病等疾病风险。

一是引导儿童养成认真洗手、保持手卫生的习惯。学习六步洗手法,用洗手液或肥皂在流动水下洗手,无流动水时,也可使用速干手消毒剂揉搓双手。婴幼儿应使用婴幼儿专用消毒纸巾。外出进家门后、吃饭前、上完厕所后、打喷嚏或咳嗽后、和宠物玩耍后、玩完玩具后都要洗手。

二是尽量避免用不洁净的手碰触眼睛、鼻子、嘴巴;使用正确咳嗽礼仪,打喷嚏或咳嗽时,用纸巾遮挡;

来不及时,用弯曲的胳膊肘遮挡嘴和鼻子。

三是教会儿童正确刷牙。儿童刷牙时应顺着牙缝上下刷,由外侧到内侧。这样才能刷掉残留在牙缝中的食物,保护牙齿,预防龋齿。

四是引导儿童养成洗澡、洗脚的习惯。教孩子把脚趾、脚跟部洗干净,洗完后擦干,夏天应天天洗澡、换衣,其他季节也应定期洗澡、洗头,勤换内衣裤。

5. 坚持适量运动

阳光明媚的天气,鼓励儿童每天到户外进行适量活动,如做体操、跑步、跳绳、玩游戏等;或在居室内做一些力所能及的事情,如叠被子、扫地等。运动和锻炼是增强儿童免疫力的良好途径,适当运动可以加快儿童体内循环,增强食欲,并有助于骨骼发育。

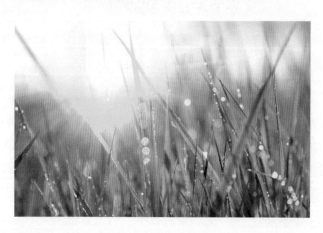

二、老年人的健康防护

老年人健康快乐是社会文明进步的标志。面向老年人须普及膳食营养、体育锻炼、定期体检、健康管理、心理健康以及个人防护知识，有助于提高老年人的健康水平，改善老年人的生活质量。

1. 合理搭配膳食

合理膳食是维护老年人免疫功能的有效手段。合理膳食是指膳食中所含营养素种类齐全、数量充足、比例适当、与人体的需要保持平衡。

饮食要多样化。吃多种多样的食物才能起到食物营养素互补的作用，达到全面营养的目的。不要因为牙齿不好而减少或拒绝进食蔬菜或水果，可以把蔬菜切细、煮软，水果切细，这样容易咀嚼和消化。蔬菜和水果是多种维生素和纤维素的重要来源。膳食纤维可预防老年人便秘。

主食中应包含一定量的粗粮、杂粮。全麦面、玉米、小米、荞麦、燕麦等，比精制粮含有更多的维生素、矿物质和膳食纤维。

每天饮用牛奶或食用奶制品。牛奶及其制品是钙的最好食物来源，摄入充足的奶类制品有利于预防骨质疏松症和骨折。豆浆的含钙量远不及牛奶，因此，不能用豆浆代替牛奶。

饮食清淡、少盐。选择用油少的烹调方式，如蒸、煮、炖、焯,避免摄入过多的脂肪导致肥胖。少用各种含钠高的调料,避免钠摄入过多而引起高血压。

2. 关注口腔卫生及骨骼健康

养成早晚刷牙的习惯,尽量做到饭后漱口,同时少吃甜食、少喝碳酸饮料,降低口腔疾病发生风险。在饮食方面要多喝牛奶,增加钙的摄入,适当补充维生素,促进钙质的吸收,提高骨密度;减少剧烈活动,避免发生骨折。

3. 加强重污染天气下的个人防护

污染天气,特别是雾霾天气,应及时关闭门窗,不要在室内吸烟。此外,还应避免烹炸油烟等可能加剧室内空气污染的活动。如室内未安装新风机,应根据当地的空气污染情况,尽量避开污染高峰时段,每天开窗通风1～2次,每次20～30分钟。如室内人员较多,空间较小,则应适当增加开窗次数。

污染天气减少或避免户外活动。如必须外出,应尽量减少室外活动的时间和强度,并佩戴口罩。

4. 做好健康管理

保证充足且规律的睡眠,适度锻炼身体,从正规渠道学习疾病预防知识,不信谣,不传谣,减轻精神压力,多与家人及亲友交流,保持身心愉悦。若出现身体不适或不稳定状况,或通过自我调节无法缓解负面情绪,应向正规的专业医疗机构寻求帮助,避免滥用药物,切勿听信虚假或非法营销宣传。

注意慢性病的自我监测管理,定期定时测量自身体重、血糖、血脂和血压等慢性病危险因素,坚持服药。配合医生积极治疗,主动向医生咨询慢性病自我管理的知识、技能,做好健康管理,延缓病情进展,减少并发症。

三、孕妇的健康防护

女性怀孕时,一定要对自身进行全方位保护,因为一旦出现不良行为,不仅会给自身带来伤害,还可能引发腹中的胎儿出现不良反应。因此,孕妇一定要牢记日常的注意事项。

1. 养成良好的生活习惯

首先,孕妇要保证充足的睡眠,不熬夜,最好每天坚持午睡。其次,孕妇应避免长时间保持一种姿势,尤其怀孕后仍坚持工作的孕妇。怀孕早期静坐半小时到一小时应站起来恰当适度活动,怀孕晚期可在工作之余做孕妇保健操。同时,孕妇要养成良好的卫生和饮食习惯。应注意保持个人口腔及身体卫生,避免用不清洁的手触摸口、眼、鼻,打喷嚏、咳嗽时用纸巾遮住口鼻或采用肘臂遮挡等。改掉不良的饮食习惯,少喝咖啡、饮料和茶水。最好不使用化妆品和护肤品,避免其中的化学品对胎儿产生不良影响。禁止吸烟和酗酒，远离正在吸烟的同事或公共场所。最后，要做到室内整洁，家人养成每周定时打扫卫生的习惯，保持空气清新，室外空气质量优良时应开窗通风换气。

2.户外活动做好个人健康防护

孕妇应每天坚持匀速、适宜运动，可选择散步或做体操，切忌剧烈运动或运动过度。户外活动时，应做好以下几点：

（1）避免去人员拥挤的地方活动，减少意外事故发生：户外活动时，避免去人流量大的地方。如遇人多时应放缓脚步，小心通过，防止人员密集导致拥挤而发生意外事故。日常生活中，孕妇切忌手提重物，若人手不够，在保证安全的前提下，可酌情采取减少购物数量或增加购物次数的方式。

（2）穿合适的服装：选择宽松舒适的服装，保证呼吸时无压迫感。紧身衣服更容易使孕妇身体感到疲劳，还会影响腹中胎儿的发育。鞋子最好选择平底柔软的运动鞋，减轻走路负担。

（3）污染天气外出做好个人防护：污染天气，特别是严重雾霾天气时，空气中细颗粒物会增加孕妇患呼吸道疾病的风险。因此，应做好个人健康防护，减少户外活动的时间和频次，如外出须佩戴口罩。

（4）疫情常态化防控期间做好个人防护：疫情常态化防控期间，孕妇应做好健康监测，有异常及时咨询医生或就诊。减少参加聚餐、聚会等活动,减少前往人员密集或通风不良的场所。户外活动、购物或就医时,须佩戴一次性使用医用口罩或医用外科口罩。口罩弄湿或弄脏后,及时更换。避免直接用手触摸公用物体表面,触摸后应及时进行手卫生。尽量与他人保持 1 米以上距离。前往医院检查时,尽量缩短就诊时间,避免集中候诊,回家后及时洗手。

3.合理搭配膳食

孕早期孕吐严重者,可少食多餐;孕吐较明显或食欲不佳者不必过分强调平衡膳食,可合理添加复合营养补充剂,提高免疫力;无明显早孕反应者保持平衡膳食。孕妇应保证食物类别和品种的多样性,维持饮食与运动平衡,避免体重猛增,整个孕期应多吃蔬菜和水果。蔬菜和水果可为孕妇补充叶酸,还可降低便秘的发生风险。另外,孕期前三个月也可按医嘱每天口服叶酸补充剂,弥补蔬菜和水果中叶酸摄入量的不足,预防胎儿神经管发育缺陷。孕中晚期应每天增加 $20\sim50g$ 红肉,每周吃 $1\sim2$ 次动物内脏,吃含碘丰富的海产食物,如海带、紫菜等,均有助于减少贫血的发生。

4.保持良好心态

围产期抑郁症是由孕妇体内激素水平改变、家庭关系紧张等内外因素引起的,孕产妇的主要症状为情绪低落、饮食睡眠不佳、兴趣减退、焦虑、内疚等。部分高龄产妇易患围产期抑郁症,导致不能足月分娩、先兆子痫、难产以及产后抑郁症等。

预防、降低围产期抑郁症发生风险应做到:①家人应为孕妇创造安静、和谐的家庭氛围,给予孕妇关爱和心理支持,帮助其适应新的生活变化;②孕妇在工作强度允许、妊娠反应正常的情况下,可保持正常的工作状态和一定的社交活动,有助于孕期保持良好的心态;③居家和单位工作尽量放松心情,可适当摆放绿色植物,每天保持 1～2 次通风换气,每次 20～30 分钟,保持心情愉悦,情绪稳定,减少压力,有利于胎儿发育和健康。

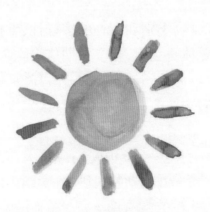

四、残障人士的健康防护

残障人士,一般指由于残损或残疾程度严重,身心功能严重障碍,个人生活不能自理进而影响社会生活和工作的人群。受疾病无法治愈或后遗症遗留、慢性病发病率升高、社会老龄化等多因素影响，残障人士逐年增多。如何让残障人士得到有效便利的康复治疗、生活得更有质量和尊严，具有重要的社会现实意义。

残障人士的居家康复和自我健康防护非常重要，有学者认为专业残障康复服务有以下特点：①残障人士因各种原因所导致的躯体功能或精神心理的障碍，不能或难以适应正常社会生活和工作；②服务的地点一般以家庭居住地为主，可外展延伸至社区康复集中点、从医院到家庭的转运过程；③提供服务的人员以医疗、家政专业人员为主体，同时包含多学科专业人员和各类非专业人员；④提供服务的范畴包含专业医疗服务、专业残疾康复服务、家政服务、转运病患服务、基于新技术的有助于残障康复的所有服务；⑤提供服务类型重点为基于残障人士的个体化康复服务；⑥服务目标是减少功能障碍或最大限度恢复残障人士功能，使之提高生存质量，重返社会。在专业残障康复服务之外，残障儿童、成人、老年人等均可通过学习防护知识，加强居家生活中的自我健康防护能力。

1. 失明人士的健康防护

先天失明的儿童和晚期失明的老年人等，单独居家生活存在一定的健康隐患，须特别注意以下几点：

居家室内生活设施要有明显的触摸标志。物品摆放一定要固定。盲人常用的物品不要随便挪动。不要把物品摆放在经常走动的通道上。悬挂的物品要高于身高。房门及柜门不能处于半开放状态。

家庭成员使用利器后要妥善收捡,摆放时,锋利的部分不能超出桌面边缘。对边缘锋利的物品要进行安全处理,如玻璃台面、门窗把手等。细小尖锐的东西掉在地上应立即捡拾。

不要把装满滚烫液体的容器放在盲人易触碰到的地方。避免在电源或开关附近摆放装有液体的容器。

盲人在烹饪时要按习惯摆放各种厨具及调料,必须配用量具。在烹饪过程中注意手指与锅灶之间的距离,以免烫伤或被蒸汽灼伤。

家庭购买器具时应尽量选购具有声音提示功能的家庭用具。

2. 听障人士的健康防护

听力受损的儿童和老年人,应注意以下几点:

对居家警报信号等要保持警惕,特别是失听者独自在家明火烧水时,易错过水壶报警信号,导致居家火灾和人身伤害等。

家庭成员要给予支持。在与家人交流时,听障人士很难听清别人在说什么,交流时家人要耐心并以适当的方式加以解释。

3. 行动不便人士的健康防护

所有房门要保证方便通过,斜坡坡比一般小于

1∶12。必要时可考虑扩宽门道或进行房门改造等。

选用凹凸花纹、防滑性能好的地砖和防滑垫,居室定期使用防滑剂清除地面污垢、油脂等污物,保持地漏通畅,屋内及时用干拖把和抹布擦干地面和水池。

卫生间门口无地面高度差,选择外开式房门方便轮椅进出,门面上设置低位扶手,便于坐轮椅者开门。

家里可考虑使用木地板或偏软的地垫材料,防止起立时意外摔伤和跌倒。

条件具备时可考虑对居家环境进行无障碍设计改造,较常见的如斜坡改造、门道扩宽、卫浴改造和厨房无障碍改造等。

4.生活不能自理人士的健康防护

家庭内有自主活动严重受限的成员,如手足不能自我活动者,须对其身体经常进行清洁、洗浴和翻身等,避免褥疮;及时清理排泄物,避免滋生细菌等。

5.传染病流行期间的健康防护

(1)居室多通风换气并保持整洁卫生。

(2)注意个人卫生,避免用未清洁的手触摸口、眼、鼻,打喷嚏、咳嗽时用纸巾遮住口鼻或采用肘臂遮挡等。

(3)户外活动、购物或就医时,避免直接用手触摸公用物体表面,触摸后须及时进行手卫生。

(4)前往医院检查时,应佩戴口罩,尽量缩短就诊时间,避免集中候诊,回家后及时洗手。

（5）康复训练时,训练量不宜过大。训练结束后及时进行手卫生。

（6）室内公共场所活动时,随身备用一次性使用医用口罩或医用外科口罩,尽量与他人保持1米以上距离,在与其他人近距离接触时佩戴口罩。口罩弄湿或弄脏后,及时更换。

（7）患呼吸道疾病期间,尽量减少外出,如须外出应正确佩戴口罩,做好手卫生。

（8）尽量不去人员密集或通风不良的场所,减少参加聚集性活动。

（9）看护人员应加强自身健康监测,确保看护期间身体状况良好,同时做好个人防护和手卫生。

（10）看护人员或残障人士出现发热、干咳、乏力、鼻塞、流涕、咽痛、腹泻等可疑症状时,应及时就医排查。

五、意外伤害的急救防护

每个人都应该学会心肺复苏、止血、包扎、固定、搬运的方法和技巧,掌握自救互救知识。只要抢救及时、正确、有效,就能最大限度地减少痛苦、伤残和死亡。不能将抢救意外伤害、危重急症患者的希望完全寄托于医院和医生身上,缺乏现场救助护理知识和对现场救护可实施性的认识,往往会使处在生死之际的伤员丧失几分钟、十几分钟最宝贵的抢救时间。所以，不能单纯等待医护人员到现场抢救，应学习急救知识。

1. 创伤出血的急救防护

受伤出血时，应立即止血，以免出血过多损害健康甚至危及生命。小的伤口只须简单包扎即可止血。出血较多时，如果伤口没有异物，应立即采取直接压迫止血法止血；如果伤口有异物，异物较小时，先将异物取出；异物较大、较深时，不要将异物拔出，在止血同时固定异物，尽快就医。处理出血的伤口时，应做好个人防护，尽量避免直接接触血液。

对怀疑骨折的伤员进行现场急救时，搬移前应先固定骨折部位，以免断骨刺伤血管、神经，不要在现场进行复位。如果伤势严重，应在现场急救的同时，拨打急救电话。

2. 呼吸和心搏骤停的心肺复苏

心肺复苏（CPR）可以在第一时间恢复伤病员呼吸、心跳，挽救伤病员生命，主要用于抢救心肌梗死等危重急症以及触电、急性中毒、严重创伤等意外事件造成的呼吸心搏骤停伤病员。心肺复苏有三个步骤，依次是胸外心脏按压、开放气道、人工呼吸。胸外心脏按压即救护者将一只手掌根放在伤病员胸骨正中两乳头连线水平，双手掌根重叠，十指相扣，掌心翘起，两臂伸直，以髋关节为支点，用上半身的力量垂直按压。按压

深度至少5厘米,按压频率至少100次／分钟,连续按
压30次。用仰头举颏法打开气道;口对口人工呼吸(婴
儿口对口鼻),吹气时间1秒,连续吹2次。30次胸外
按压、2次人工呼吸为1个循环,连续做5个循环,然
后判断伤病员有无呼吸。如果无呼吸,继续做5个循
环,直至复苏成功或救护车到来。

3.意外触电的抢救

抢救触电者之前,首先做好自我防护。确保自我
安全的前提下,立即关闭电源,用不导电的物体如干燥
的竹竿、木棍等将触电者与电源分开。千万不要直接
接触触电者的身体,防止救助者发生触电。防止触电
发生,要学习安全用电知识。

4.误食误触化学品的急救

化学品中毒可通过气道吸入、皮肤接触、眼睛接
触、消化道误食等途径发生。一旦发生上述情况,眼部
污染应及时充分予以清水冲洗(至少15分钟),脱去或
剪掉污染衣物,用大量清水彻底冲洗污染皮肤、头发
(必要时剃光)。误食化学品则应饮足量温水,如果是
腐蚀性化学品切记不要立刻催吐。经过上述紧急处理
后,及时将患者送往专科医院进一步救治。

5.一氧化碳中毒的急救

使用天然气时,应注意通风换气,经常查看天然气

管道、阀门，如有泄漏应及时请专业人员维修。在天然气灶上烧水、做饭时，要防止水溢火灭导致的天然气泄漏。如发生天然气泄漏，应立即关闭阀门、打开门窗，使室内空气流通。

　　预防一氧化碳中毒，要尽量避免在室内使用炭火盆取暖和使用煤炉或液化气炉取暖，由于通风不良，供氧不充分或气体泄漏，可引起大量一氧化碳在室内蓄积，造成人员中毒。使用炉灶取暖时，要安装风斗或烟筒，定期清理烟筒，保持烟道通畅。

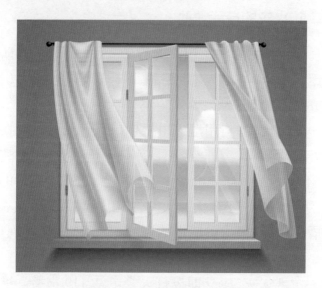

　　人吸入一氧化碳后，轻者感到头晕、头痛、四肢无力、恶心、呕吐，重者可出现昏迷、体温降低、呼吸短促、皮肤青紫、唇色樱红、大小便失禁，抢救不及时会危及生命。发现有人一氧化碳中毒，应立即把中毒者移到

室外通风处,解开衣领,保持其呼吸顺畅;中毒严重者,应立即呼叫救护车,送医院进行抢救。

六、自然灾害的自我救助

灾难面前,人类是渺小的。高度关注防灾减灾,加强全社会防灾减灾意识,推广全民防灾减灾知识和避难自救技能,做好灾中自救,可以最大限度地减轻自然灾害带来的损失。

1. 火灾的自我救助

家庭最好配备家用灭火器、应急逃生绳、简易防烟面具、手电筒等火灾逃生用品。应熟悉安全通道,以备发生火灾时迅速从安全通道逃生。

发生火灾时,用湿毛巾捂住口鼻、低姿逃生;拨打火警电话 119。突遇火灾时,如果无力灭火,应迅速逃生,不要顾及财产。由于火灾会产生炙热的、有毒的烟雾,所以逃生时不要大喊大叫,应用潮湿的毛巾或衣襟等捂住口鼻,用尽可能低的姿势,有秩序地撤离现场。不要乘坐电梯,不要选择跳楼。

发现火灾,应立即拨打火警电话 119 报警。准确报告火灾地址、火势大小;如有可能,尽量提供详细信息,如是否有人被困、是否发生爆炸或毒气泄漏等。如说不清具体地址,应说出地理位置、周围明显建筑物或道路标志。

2.地震灾害的自我救助

发生地震时,身处平房或低层楼房者,应迅速跑到室外空旷处;身处楼房高层者,应迅速躲在坚固的家具旁、承重墙的内墙角或开间小的房间,远离门窗、外墙、阳台,不要跳楼,不要使用电梯。关闭电源、火源。室外要避开高大建筑物、玻璃幕墙、立交桥、高压电线等易发生次生灾害的地方。如果地震被埋,要坚定生存信念;保存体力,不要大喊大叫;可用砖头、铁器等击打管道或墙壁发出求救信号。震后不要立即返回建筑物内,以防余震发生。震后救护伤员时,应立即清理其口鼻异物,保持呼吸道通畅;对出血部位及时止血、包扎;对骨折部位进行固定。

3.台风灾害的自我救助

台风来临时,要保养好家用交通工具,并加足燃料(以备紧急转移);检查并加固活动性房屋、构筑物的固定物;检查并准备关好门窗(注意加固);检查电池以及储备罐装食品、饮用水和药品;在手头准备一定数量的现金,如果居住在海岸线附近、高地(如小山上)、易被洪水或泥石流冲击的山坡上,或移动性、简易性房屋,应时刻准备撤离。

如果没有通知撤离,应留在结构坚固的建筑内,但要计划好当强风来临时怎样行动。如果家里有冰箱,将冰箱开到最冷档,防止停电引起食物过早变质;拔掉小的电源插头,并在浴缸和大的容器中充满水,以备清洁卫生之需。

当外边的风变得越来越强时,要远离门窗,并躲在走廊中、空间小的内屋或壁橱中。关闭所有室内房间门并加固外门。如果在楼中居住,要待在一楼的内间,比如洗澡间或壁橱中。如果住的是多层楼房,要待在一楼或二楼的大堂内或洗澡间,并且远离门窗,必要时躺在桌子或坚固的物体下面。

4.洪涝灾害的自我救助

首先要防止溺水。尽量避免在洪水水流中行走或驾车;如确需行走或驾车,确保不要进入未知深度的水域,并穿救生服;如果需要撤离,尽量向高地势方向撤移;如果已经被洪水包围,设法尽快和当地政府防汛部门取得联系;如果没有通信条件,可挥动鲜艳的物品,便于搜救人员发现;如果洪水继续上涨,避难地已无法自保,要充分利用准备好的救生器材逃生,或迅速找一些门板、桌椅、大块泡沫塑料等能漂浮的材料扎成筏逃生;确保儿童远离洪水积存区域。

其次要防止触电。不可攀爬带电的电线杆、铁塔,如发现高压线铁塔倾斜或电线断头下垂时,一定要迅速避开,防止直接触电或因地面"跨步电压"触电;被水浸泡过的电器在专业维修人员维修之前不要使用。

七、呼吸道传染病流行期间的健康防护

呼吸道传染病是指病原体从人体的鼻腔、咽喉、气管和支气管等呼吸道感染侵入而引起的传染性疾病。

常见的呼吸道传染病包括流行性感冒、麻疹、水痘、风疹、流行性脑脊髓膜炎、流行性腮腺炎、肺结核等。常见的呼吸道传染病病原体主要有病毒、细菌、支原体和衣原体等，例如流感病毒、麻疹病毒、脑膜炎球菌、结核分枝杆菌等。

冬春季是呼吸道传染病的高发季节，天气骤变的情况下也易发生流行。儿童、老年人、体弱者、营养不良或慢性病患者、过度劳累者、精神高度紧张者等人群容易患呼吸道传染病。

1. 流行性感冒的自我防护

流行性感冒（简称流感）是疫苗可预防疾病，每年接种流感疫苗是预防流感最有效的手段。但接种流感疫苗并非唯一手段，坚持健康生活方式、养成良好卫生习惯、做好个人日常防护等"社会疫苗"同样对流感等呼吸道传染病防控至关重要。个人防护措施主要包括：勤洗手；在流感流行季节尽量避免去人群聚集场所；出现流感症状后，咳嗽、打喷嚏用纸巾、毛巾等遮住口鼻，然后洗手；尽量避免用手接触眼、鼻或口。家庭成员患流感时，要尽量避免近距离接触，尤其是家中老年人和慢性病患者。当家长带有流感症状的患儿去医院就诊时,应同时做好患儿及自身的防护(如戴口罩),避免交叉感染。学校、托幼机构等集体单位出现流感样病例时,患者应居家休息,减少疾病传播。

由于流感病毒不断变异,人群普遍易感。流感病毒传播迅速,容易在养老院、学校、托幼机构等人群聚集场所引起疫情。一般患流感后,建议居家休息,保持房间通风。应多休息、多喝水、佩戴口罩、避免前往人群密集场所。出现持续高热、剧烈咳嗽、呼吸困难等症状时,应及时到医院就诊。儿童、老年人、孕妇、慢性病患者等人群感染流感病毒后更容易导致重症,应尽早在医生的指导下使用抗病毒药物。

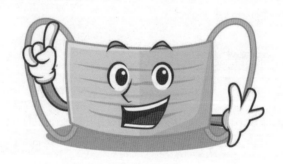

2.新冠肺炎的自我防护

新冠肺炎(COVID-19)疫情是新中国成立以来发生的传播速度最快、感染范围最广、防控难度最大的一次重大突发公共卫生事件,严重危害人民群众生命安全和身体健康。COVID-19传染源主要为新冠肺炎患者,无症状感染者也可以成为传染源,人群普遍易感。呼吸道飞沫和接触传播为主要传播途径;在相对封闭的环境中、长时间暴露于高浓度气溶胶情况下,存在经气溶胶传播的可能。

COVID-19的健康防护应采用综合性预防措施,主要包括:

(1)家庭储备体温计、口罩和消毒用品等防疫用品。

(2)主动做好家庭成员的健康监测,建议早、晚测量体温。

(3)开窗通风,增加室内空气流通,每天2~3次,每次20~30分钟。

(4)家庭环境以清洁为主,预防性消毒为辅。

(5)家庭成员不共用毛巾,勤晒衣被;注意个人卫生习惯,不随地吐痰,打喷嚏时用纸巾遮住口鼻或采用肘臂遮挡等。

(6)加强营养,科学饮食,适量运动,保障睡眠,提高身体免疫力。

(7)从室外返回、咳嗽手捂后、饭前便后应使用洗手液(或肥皂)和流动水洗手,或用速干手消毒剂揉搓双手。

(8)不接触、不购买和不食用野生动物,禽肉蛋应充分煮熟后再食用。

(9)不串门、不聚集、不聚餐、不相互请吃。

(10)生病时尽量减少外出,不去人员密集场所,外出时佩戴口罩。

（11）前往人员密集的公共场所、乘坐公共交通工具或与其他人近距离接触时应佩戴口罩。

（12）中、高风险地区，尽量减少不必要的外出；与居家隔离人员共同生活时，做好清洁消毒，加强个人防护，佩戴口罩。

八、重大慢性病的紧急救护

慢性病种类繁多，大多数难以短期内治愈，可长期存在。心脑血管疾病、癌症、慢性呼吸系统疾病、糖尿病等慢性非传染性疾病导致的死亡人数占社会总死亡人数的 80% 以上，导致的疾病负担占疾病总负担的 70% 以上。家中有重大慢性病的成员，自我学习相关知识和做好居家准备非常重要。

1. 心脑血管疾病急性发作的紧急救护

（1）冠心病发作：熟悉冠心病急性发作的症状，不要剧烈运动，时刻保持警惕。

冠心病发作时，立刻停止活动并就地休息。万万不可抱侥幸心理，很多冠心病患者都是在走向医院的途中倒下的。

家中有条件者可吸氧并少量含服速效救心丸等。需要注意的是以上药物不能大量多次含服，因速效救心丸具有轻度的降压作用，血压低甚至休克的患者要慎用。

拨打急救电话等待救援，待专业人员到来后在医生指导下应用合适的方法及药物治疗。如有条件可监测血压和心率；血压不低且同时伴有明显的喘息气短者应保持床头抬高的高枕卧位。

（2）脑卒中发作：家人要熟悉脑卒中发生的症状，如突然说话不清、口角歪斜、不停流口水等。保持冷静并仔细观察病情，做好下一步准备。

初步判断为脑血管意外后，应使患者仰卧，头肩部稍垫高，头偏向一侧，防止痰液或呕吐物回吸入气管造成窒息。

患者有呕吐时，则需要侧卧位，防止呕吐物导致窒息；侧卧位时，应将瘫痪侧肢体朝上。如果患者口鼻中有呕吐物阻塞，应设法抠出，保持呼吸道通畅。

应立即拨打急救电话，详细说明病情并选择就近的医院诊治。

解开患者衣领、领带、袜子、腰带，取下手表、眼镜、假牙等物品。

如果有呼吸困难，应将衣物放置肩下并抬高肩部，切勿用枕头等抬高头部，导致呼吸困难加重甚至窒息。

患者有意识障碍或癫痫发作时，应做到不拥抱、不摇晃、不刺激、不大声叫喊（不必要的刺激可能会加重病情或诱发癫痫）。

切忌给患者喂水、喂食物，会影响入院后的手术和麻醉。

患者独处时,要留有紧急援助的电话号码,并设置为方便的拨打方式。

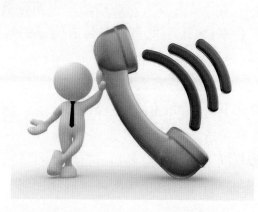

2. 慢性呼吸系统疾病的临时救护

慢性呼吸系统疾病是以慢性阻塞性肺疾病(以下简称"慢阻肺")、哮喘等为主的一系列疾病。我国 40 岁及以上人群慢阻肺患病率为 13.6%,总患病人数近 1 亿。慢阻肺具有高患病率、高致残率、高病死率和高疾病负担的特点,患病周期长、反复急性加重、有多种并发症,严重影响中老年患者的预后和生活质量。我国哮喘患者超过 3000 万人,因病程长、反复发作,导致误工误学,影响儿童生长发育和患者生活质量。慢阻肺最重要的危险因素是吸烟、室内外空气污染物以及职业性粉尘和化学物质的吸入。哮喘的主要危险因素包括遗传性易感因素、环境过敏原的暴露、空气污染、病毒感染等。通过积极控制相关危险因素,可以有效预防慢性呼吸系统疾病的发生发展,显著提高患者预后和生活质量。

慢性呼吸系统疾病患者应减少烟草暴露,吸烟者尽可能戒烟;减少生物燃料(木材、动物粪便、农作物残梗、煤炭等)燃烧所致的室内空气污染;避免大量油烟刺激;室外空气污染严重时,要减少外出或佩戴口罩等;提倡家庭中进行湿式清扫。

冬季是上呼吸道感染的高发季节,上呼吸道感染是慢阻肺、哮喘等慢性呼吸系统疾病急性发作的主要诱因。积极预防和治疗上呼吸道感染,是减少慢性呼吸系统疾病急性发作最重要的手段。建议慢性呼吸系统疾病患者和老年人等高危人群主动接种流感疫苗和肺炎球菌疫苗。

建议哮喘和慢阻肺患者注重膳食营养,多吃蔬菜、水果;进行适度体力活动,如太极拳、八段锦、走步等,也可以进行腹式呼吸、呼吸操等锻炼;在专业人员指导下积极参与康复治疗。

哮喘患者应注意避免接触过敏原和各种诱发因素,如宠物毛发、皮屑等。建议有哮喘患者的家庭尽量避免饲养宠物。

3. 糖尿病的临时救护

我国是糖尿病患病率增长较快的国家之一。糖尿病可带来多种并发症,如白内障、肾病、糖尿病足、周围神经病变等,这些属于糖尿病的慢性并发症,在日积月累、不知不觉中侵害糖尿病患者的健康。目前,糖尿病急性并发症主要有 3 种,糖尿病酮症酸中毒、高血糖高渗状态和糖尿病乳酸性酸中毒。

(1)糖尿病酮症酸中毒:糖尿病酮症酸中毒是由于糖尿病患者病情加重,血糖明显升高,胰岛素分泌不足,引起糖、脂肪、蛋白质三大物质代谢紊乱,导致酮体生成过多,造成严重后果的糖尿病急性并发症,是糖尿病患者最常见的急性并发症。

糖尿病酮症酸中毒的临床表现为烦渴、多饮、多尿(特别是夜尿),体重下降,疲乏无力,视力模糊,呼吸大且深,身旁的人可闻到烂苹果味道,不明原因的腹痛、恶心、呕吐,小腿肌肉痉挛等。

常见诱因有感染、胰岛素治疗中断或不适当减量、饮食不当、胃肠道疾病、各种应激状态及其他不明原因。

糖尿病患者长期坚持严格控制血糖是预防酮症酸中毒发生的最有效措施。多数酮症酸中毒患者的发病都有一定诱因,因此,要从以下几方面积极预防酮症酸中毒:①糖尿病患者及其家属应掌握糖尿病相关基础知识,提高对酮症酸中毒的认识,一旦怀疑发生酮症酸中毒应及早到医院就诊。②严格遵守胰岛素及降糖药物的治疗方案,不擅自终止或随意调整胰岛素及降糖药物的剂量。③注意血糖、尿糖、尿酮的监测,了解尿量、体重的变化。④遇到手术、妊娠、分娩等应激状态时,应首先使血糖得到良好控制。⑤坚持长期、有规律运动,增强体质。

（2）高血糖高渗状态:高血糖高渗状态属于严重的高血糖状态,血浆有效渗透压升高,尿糖呈强阳性,但没有明显的酮症表现。处于高血糖高渗状态的患者,会出现严重脱水等神经精神症状。一般多见于中老年患者,病死率较高。

引起高血糖高渗状态的诱因主要有以下几方面:①有糖尿病而毫无察觉,未采取正规的治疗,甚至因诊断为脑血管意外而误用高糖输液,致使血糖显著升高。②有感染、心绞痛或心肌梗死、脑血管意外、外科手术等急性情况。③渴感减退,患者由于年纪大等原因,渴感中枢不敏感,身体已严重缺水却不觉得口渴,进而造成进水太少、血液浓缩等。

预防高血糖高渗状态应做到以下几点:①调整饮食结构。根据患者的体重以及体力活动强度,制定每天摄入的总热量及营养成分,控制每天总热量的摄入,均衡营养,合理改变饮食结构。尽量以粗杂粮为主食,粗杂粮含有大量的膳食纤维,能帮助降低血糖。②保持适度的运动。科学规律的运动能消耗身体内多余的能量,运动时会消耗血液中的葡萄糖,血液中的葡萄糖主要以肌糖原的方式在肌细胞储存并利用,从而降低血糖水平。另外,运动也可以增加胰岛素受体的敏感性,防止出现并发症,尽量在进食一个小时之后再运动,循序渐进。推荐选择慢跑、快步走、太极拳等,加强糖代谢的调节,延缓并发症,改善胰岛功能,提高胰岛素的敏感性,促进全身血液循环,提高对食物的消化及吸收,同时也能减轻体重,增强体质。③定期去医院检测血糖。若出现血糖突然升高的情况,应在医生的指导下注射胰岛素或口服降糖药物。

(3)乳酸性酸中毒:糖尿病乳酸性酸中毒有明显的酸中毒表现,与酮症酸中毒的症状类似,如疲乏无力,不明原因的厌食、恶心、呕吐,呼吸大且深。但大多数的乳酸性酸中毒患者都有双胍类药物服用史,有嗜睡的症状。

糖尿病患者容易发生乳酸性酸中毒的主要情况包括:①因饮食、运动及药物治疗不当,出现血糖升高、脱水、乳酸代谢缺陷,可导致血乳酸升高。②其他糖尿病急性并发症亦可诱发乳酸性酸中毒:感染、酮症酸中毒和高渗性非酮症糖尿病昏迷等急性并发症,可造成乳酸堆积,诱发乳酸性酸中毒。③可导致乳酸升高的糖尿病慢性并发症:糖尿病患者并发脑血管意外、心肌梗死、糖尿病肾病,造成组织器官缺血、缺氧。糖化血红蛋白水平升高,血红蛋白携带氧能力下降,造成局部缺氧,导致乳酸生成增加。肝肾功能障碍影响乳酸的代谢、转化及排出,导致乳酸性酸中毒。④大量服用降糖药物,可导致乳酸生成增多、降解减少,从而引起高乳酸血症。特别是肾功能减退者,可出现血药浓度增加和乳酸性酸中毒。此外,高龄以及合并心脏、肺、肝脏等内脏疾病的糖尿病患者大剂量使用苯乙双胍时,有诱发乳酸性酸中毒的可能。⑤其他因素:酗酒、一氧化碳中毒、剧烈运动、过度兴奋，均可导致乳酸性酸中毒。

　　糖尿病患者应积极预防乳酸性酸中毒：①保持良好的心理状态，合理饮食，适度运动，避免剧烈活动和无氧运动，将血糖控制在合理的范围，避免因血糖过高导致乳酸性酸中毒。②积极治疗各种可诱发乳酸性酸中毒的疾病。③戒酒，并尽量不用可引起乳酸性酸中毒的药物。④如果遇到类似的情况，应立即寻求糖尿病专科医师的帮助。

第五章　健康文明的生活方式

健康文明的生活方式,是指有益于健康的习惯化的行为方式。主要表现为生活有规律,无不良嗜好,讲究个人卫生、环境卫生和饮食卫生,讲科学、不迷信,平时注意保健,生病及时就医,积极参加对健康有益的文体活动和社会活动等。

一、合理膳食

合理膳食指能提供全面、均衡营养的膳食。食物多样,才能满足人体各种营养需求,达到合理营养、促进健康的目的。中国营养学会发布的《中国居民膳食指南(2016)》,为合理膳食提供了权威指导。

1. 营养搭配合理

食物可分为谷类(米、面、杂粮等)和薯类,动物性食物(肉、禽、鱼、奶、蛋等),豆类和坚果(大豆、其他干豆类及花生、核桃等),蔬菜、水果和菌藻类,纯能量食物(动植物油、淀粉、糖、酒等)等五类。

谷类食物是我国居民传统膳食的主体,是人类最好的基础食物,也是最经济的能量来源。以谷类为主的膳食既可提供充足的能量,又可避免摄入过多脂肪,对预防心脑血管疾病、糖尿病和癌症有益。成年人每天应摄入250～400g谷类食物。应注意粗细搭配,经常吃一些粗粮、杂粮和全谷物食物,每天最好摄取50～100g。

蔬菜水果是维生素、矿物质、膳食纤维和植物化学物质的重要来源。薯类含有丰富的淀粉、膳食纤维以及多种维生素和矿物质。蔬菜、水果和薯类能够维持肠道正常功能,调节免疫力,降低肥胖、糖尿病、高血压等慢性病患病风险。建议成年人每天摄取蔬菜300～500g,水果200～400g。蔬菜和水果不能相互替换,建议餐餐有蔬菜,天天有水果。

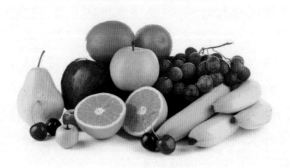

2. 膳食做到"三减"

油、盐摄入过多是我国城乡居民普遍存在的膳食问题。油摄入过多会增加患高血脂、动脉粥样硬化等多种慢性病的风险。盐摄入过多会增加患高血压的风险。糖摄入过多会增加超重、肥胖的风险。应养成清淡的膳食习惯,膳食中要少油、少盐、少糖。建议每人每天烹调油用量 25～30g,食盐摄入量不超过 5g(包括酱油、酱、酱菜等调味品和食物中的含盐量),糖摄入量不超过 50g。

3. 正确加工和存放食物

生食品指制作食品的原料,如鱼、肉、蛋、禽、菜、粮食等。熟食品指能直接食用的食品,如熟肉、火腿肠、馒头、米饭等。

食品加工、贮存过程中,生、熟食品应分开。切过生食品的刀不能直接再切熟食品,盛放生食品的容器不能直接再盛放熟食品,避免生熟食品直接或间接接触。冰箱保存食物时,也要注意生熟分开,熟食品要加盖储存。

生食品要烧熟煮透再吃,剩饭菜应重新彻底加热再吃。碗筷等餐具应定期煮沸消毒。生的蔬菜、水果可能沾染致病菌、寄生虫虫卵、有毒有害化学物质等,生吃蔬菜水果要洗净。

储存时间过长或储存不当都会引起食物受污染或变质,受污染或变质的食品不能再食用。任何食品都有储存期限,在冰箱里放久了也会变质。

购买预包装食品时要查看生产厂家名称、地址、生产日期和保质期,不购买标识不全的食品,不吃过期食物。

4.节约粮食，文明用餐

我国是世界上主要的粮食生产国和消费国，粮食安全是关系国计民生的大事。同时，粮食浪费带来的资源浪费也不容忽视。习近平总书记高度重视"厉行节约、反对浪费"，指出"粮食浪费现象，触目惊心，令人痛心！"勤俭节约、艰苦奋斗是中华民族的传统美德。在提倡食物摄取合理、注重质量的基础上，要培养爱惜粮食、节约粮食的习惯，从日常餐饮的一点一滴做起，珍惜每一餐饭，节约每一粒粮。

在单位食堂取餐时，坚持按需取餐，科学合理选取饭菜数量；在外就餐聚餐时，做到科学点餐、理性消费、文明用餐。提倡量入为出、适度消费，反对铺张浪费、大吃大喝等陋习。主动打包剩饭菜，做到人走桌清，自觉践行"光盘行动"；购买外卖食品注意适度适量，不贪多、不剩余、不随意丢弃，切实防止"舌尖上的浪费"。

二、戒烟限酒

吸烟的人，无论吸烟多久，都应该戒烟。戒烟越早越好，任何时候戒烟对身体都有好处，都能够改善生活质量。过量饮酒会增加患某些疾病的风险，并可导致交通事故及暴力事件的增加。建议成年男性一天饮用的酒精量不超过25g，女性不超过15g。

1. 吸烟的常见健康危害

烟草烟雾中含有 7000 余种化学成分,其中有数百种有害物质,至少有 69 种为致癌物。吸烟及二手烟暴露均严重危害健康,即使吸入少量烟草烟雾也会对人体造成危害。

吸烟可导致多种癌症、冠心病、脑卒中、慢性阻塞性肺疾病、糖尿病、白内障、男性勃起功能障碍、骨质疏松等疾病。二手烟暴露可导致肺癌等恶性肿瘤、冠心病、脑卒中和慢性阻塞性肺疾病等疾病。90%的男性肺癌死亡和 80%的女性肺癌死亡与吸烟有关。现在吸烟者中将来会有一半人因吸烟而过早死亡,平均寿命也比不吸烟者至少减少 10 年。

不存在无害的烟草制品,只要吸烟就有害健康。相比于吸普通烟,低焦油卷烟和中草药卷烟不能降低吸烟对健康的危害,反而会影响吸烟者戒烟。吸烟者在吸低焦油卷烟的过程中存在"吸烟补偿行为",如加大吸入烟草烟雾量和增加吸卷烟的支数等。"吸烟补偿行为"的存在使得吸烟者吸入的焦油和尼古丁等有害成分并未减少。

2. 及早戒烟的益处

烟草制品中的尼古丁可导致烟草依赖,烟草依赖是一种慢性成瘾性疾病。戒烟可显著降低吸烟者肺癌、冠心病、慢性阻塞性肺疾病等多种疾病的发病和死亡风险,并可延缓疾病的进展和改善预后。减少吸烟量并不能降低发病和死亡风险。吸烟者应当积极戒烟,戒烟越早越好,任何年龄戒烟均可获益。只要有戒烟的动机并掌握一定的技巧,都能彻底戒烟。

3.过量饮酒的健康危害与预防措施

酒的主要成分是乙醇和水,几乎不含营养成分。经常过量饮酒,会使食欲下降,食物摄入量减少,从而导致多种营养素缺乏、急慢性酒精中毒、酒精性脂肪肝等,严重时还会造成酒精性肝硬化。过量饮酒还会增加患高血压、脑卒中等疾病的风险,并可导致交通事故及暴力事件的增加,危害个人健康和社会安全。建议成年男性一天饮酒的酒精量不超过 25g,成年女性不超过 15g。禁止孕妇、儿童和青少年饮酒。

三、良好的卫生习惯

1.注意个人卫生

用正确的方法洗手能有效防止感染及传播疾病。每个人都应养成勤洗手的习惯,特别是接触食物前应洗手,饭前便后应洗手,外出回家后先洗手,洗手时用清洁的流动水和肥皂,避免用未清洁的手触摸口、眼、鼻。

勤洗头、理发,勤洗澡、换衣,能及时清除毛发、皮肤表面、毛孔中的皮脂、皮屑等新陈代谢产物以及灰尘、细菌,防止皮肤发炎、长癣。

每天早晚刷牙,饭后漱口。用正确方法刷牙,成人使用"水平颤动拂刷法"刷牙。吃东西、喝饮料后漱口,及时清除口腔内食物残渣,保持口腔卫生。提倡使用牙线。

洗头、洗澡和擦手的毛巾应保持干净,并做到一人一盆一巾,不与他人共用毛巾和洗漱用具,防止沙眼、急性出血性结膜炎(俗称红眼病)等接触性传染病传播;也不与他人共用浴巾,防止感染皮肤病和性传播疾病。不与他人共用牙刷和刷牙杯,牙刷要保持清洁,出现刷毛卷曲应立即更换,一般每 3 个月更换一次。

2. 加强居家通风

充足的阳光和清洁的空气是维护健康不可缺少的条件。阳光中的紫外线能杀死多种致病微生物。让阳光经常照进屋内,可保持室内干燥,减少细菌、霉菌繁殖的机会。开窗通风可以保持室内空气流通,使室内有害气体或病菌稀释,降低患呼吸道疾病的风险。

雾霾、沙尘天气时,应关闭门窗,减少室外颗粒物进入室内;遇到持续雾霾天气时,应选择空气污染相对较轻的时段,定时通风换气,否则可能造成室内二氧化碳浓度过高,影响健康。

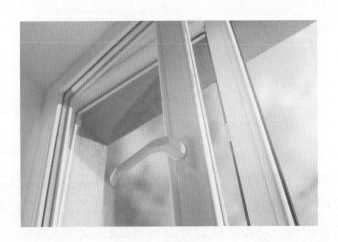

3.保持社交礼仪

肺结核、流行性感冒、流行性脑脊髓膜炎、麻疹等常见呼吸道传染病的病原体可随患者咳嗽、打喷嚏、大声说话、随地吐痰时产生的飞沫进入空气,传播给他人。所以,不随地吐痰,咳嗽、打喷嚏时用纸巾、手绢、臂肘等遮掩口鼻,也是社会进步、文明的表现。

4.做好出行前的健康防护

当户外出现雾霾、沙尘等不良天气时,外出前应正确佩戴口罩,合理规划行程,尽量减少户外活动时间。

呼吸道传染病流行期间,外出前合理规划行程,尽量不去人员密集、通风不良的场所,减少参加聚餐、聚会等群体活动。

随身携带一次性使用医用口罩或医用外科口罩,

尽量与他人保持 1 米以上距离,与他人近距离接触时佩戴口罩。口罩弄湿或弄脏后,及时更换。

5.坚持外出回家后及时洗手

外出回家后应及时使用正确的方法洗手。外出时穿的外套可直接挂在门口,将外面穿的衣服和家里穿的衣服分开摆放;如果感觉外套可能被污染,比如从医院回家,或接触了有呼吸道传染病症状的患者,则需要对外套进行消毒。放好外套后,再洗一次手。

6.养成垃圾分类的良好习惯

城市垃圾的分类处理,可以激发公众环保意识,促进公众资源再利用、节能减排等良好生活习惯的形成。我国城市生活垃圾一般可分为以下四类:①可回收垃圾:主要包括废纸、塑料、玻璃、金属和布料五大类,进入资源回收系统循环利用;②厨余垃圾:以菜叶、果皮、剩饭剩菜为主,一般采用集中堆肥的方式进行处理,转化为有机肥料;③有害垃圾:包括废电池、废日光灯管、废水银温度计、过期药品等,这些垃圾需要特殊安全处理,避免环境污染;④其他垃圾:包括除上述几类垃圾之外的砖瓦陶瓷、渣土、卫生间废纸、纸巾等难以回收的废弃物,采取卫生填埋可有效减少对地下水、地表水、土壤及空气的污染。

公众须分类存放垃圾。要想做好垃圾分类,就必须在丢弃垃圾时做好垃圾的分类存放,把有害垃圾、可回收垃圾、厨余垃圾等分开放,在丢弃垃圾时能够准确进行分类丢弃。

　　公众须妥善处置有害垃圾。要想做好垃圾分类,还必须要有一个意识,即生活中产生的有些垃圾是有毒有害的,丢弃时千万不要和常见的垃圾放置在一起,一定要把这些有害垃圾分开放置,放在专门的回收箱内,实现垃圾的分类放置。

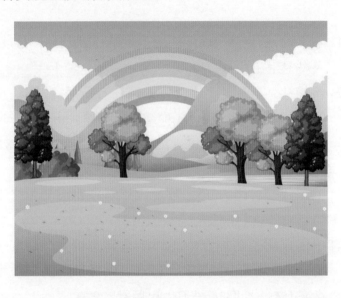

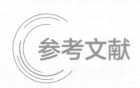

参考文献

[1] 陈学敏,杨克敌.现代环境卫生学.2版[M].北京:人民卫生出版社,2008.

[2] 新华社.努力实现让全体人民住有所居:我国住房保障成就综述[EB/OL].(2019-08-13).http://www.xinhuanet.com/politics/2019-08/13/c_1124871587.htm.

[3] 王霖,张泉,谭力,等.环境因素对昆明市儿童哮喘的影响分析[J].医药前沿,2017,7(9):378-379.

[4] 中国疾病预防控制中心环境与健康相关产品安全所.重点场所、重点单位和重点人群卫生防护技术指南[M].北京:人民卫生出版社,2020.

[5] 陈冠英.居住环境与人体健康[M].北京:化学工业出版社,2011.

[6]WANG Q,XU H,GONG,et al. Investigation of visual fatigue under LED lighting based on reading task. Optik - International Journal for Light and Electron Optics[J]. 2015,126(15-16):1433-1438.

[7] 林燕丹. 关于教室照明能否使用 LED 光源的讨论 [J]. 照明工程学报, 2018, 29 (3): IX.

[8] 许娜, 张吉光, 王峰. 装修材料用量对室内污染物浓度场的影响 [J]. 中国住宅设施, 2010, 8 (3): 46-48.

[9] 张经纬. 家用电器电磁辐射污染危害及防护 [J]. 潍坊教育学院学报, 2012, 25 (6): 73-74.

[10] 李文静, 李莉. 家庭环境中电磁辐射的存在与应对 [J]. 大众科技, 2010, 126 (3): 143.

[11] 金银龙. GB 5749—2006 生活饮用水卫生标准释义 [M]. 北京: 中国标准出版社, 2007.

[12] 世界卫生组织. 饮用水水质准则 [M]. 上海: 上海交通大学出版社, 2014.

[13] 张岚. 饮水安全与健康知识问答 [M]. 北京: 化学工业出版社, 2013.

[14] 潘平平, 邓开野, 关富华, 等. 空调系统微生物种类分析及其温湿度控制 [J]. 环境科学与技术, 2014, 37 (4): 85-89.

[15] 刘媛. 徐州市 5681 例狂犬病暴露人群分析 [J]. 江苏预防医学, 2018, 29 (02): 93-94.

[16] 潘艳. 浅谈病媒生物控制环境治理与防护设施建设 [J]. 生物技术世界, 2013 (4): 7.

[17] 孙雨苗, 丁雪梅. 家庭洗涤中影响洗净率的因素探讨 [J]. 家电科技, 2019 (2): 36-38.

[18] 张坤桦, 陈漂漂, 刘嘉琪, 等. 尘螨过敏性哮喘儿童

居室环境防控的研究进展 [J]. 中华现代护理杂志，
2016,22（16）:2345-2347.

[19]BARKER J,BLOOMFIELD S F. Survival of Salmonella in bathrooms and toilets in domestic homes following salmonellosis[J]. Journal of applied microbiology,2000（89）:137-144.

[20]SHEN J,ZHAO B X,LI T,et al. Microbial Presence on Kitchen Dishcloths in Chinese Households[J]. Biomed Environ Sci,2014,27（12）:978-981.

[21]OJIMA M Y,TOSHIMA E,KOYA K,et al. Bacterial contamination of Japanese households and related concern about sanitation[J]. International journal of environmental health research,2002（12）:41-52.

[22]SHEANE C A. Secondary wash benefits of TAED integrated laundry detergent solutions[J]. Rivista Italiana Delle Sostanze Grasse,2000（77）:365–369.

[23] 李茂清,朱建雄,邱汉芳,等. 国内外残障老年人居家康复的研究进展 [J]. 中国康复医学杂志, 2014, 29（11）:1090-1093.

[24] 施小明. 新型冠状病毒肺炎疫情期间重点场所防护与消毒要求 [J]. 环境卫生学杂志,2020,10（2）: 111-112.